外科护理技术
与实验指导研究

李 艳◎著

北方联合出版传媒（集团）股份有限公司
辽宁科学技术出版社

图书在版编目（CIP）数据

外科护理技术与实验指导研究 / 李艳著. -- 沈阳 : 辽宁科
学技术出版社, 2024. 8. -- ISBN 978-7-5591-3852-1

Ⅰ. R473.6

中国国家版本馆CIP数据核字第2024JW4353号

出版发行：辽宁科学技术出版社
　　　　　（地址：沈阳市和平区十一纬路25号　邮编：110003）
印　刷　者：辽宁新华印务有限公司
幅面尺寸：170 mm × 240 mm
印　　张：14.75
字　　数：295 千字
出版时间：2024 年 8 月 第 1 版
印刷时间：2024 年 8 月 第 1 次印刷
责任编辑：卢山秀
封面设计：吕晓林
责任校对：张诗丁　刘　庶

书　　号：ISBN 978-7-5591-3852-1
定　　价：98.00元

前　言

　　外科护理技术是医疗领域中至关重要的一部分。它不仅仅是为了协助医生完成手术，更是为了确保患者的安全和康复。这个领域的研究和实验指导对于提高外科护理的质量至关重要。外科护理技术的发展已经在过去几十年里取得了巨大的进展。从传统的手工技能到现代的高科技设备，外科护理技术已经发生了翻天覆地的变化。这一变化需要不断的研究和实验指导来保持技术的最新和最有效的水平。

　　研究外科护理技术的目的之一是提高手术的成功率。通过深入研究手术过程中可能出现的问题，并提前制订解决方案，可以减少手术中的意外情况，从而提高患者的安全性。研究外科护理技术还可以帮助护士更好地了解手术的特点，提高其在手术室中的表现。外科手术后的护理过程至关重要，研究外科护理技术可以帮助护士了解不同类型手术的康复需求，并制订相应的护理计划，这有助于确保患者尽快康复并减少并发症的风险。外科护理技术的研究也有助于推动医疗设备和技术的发展。通过与工程师和技术人员的合作，可以不断地改进和创新外科护理设备，提高其性能和安全性。外科护理技术与实验指导的研究对于提高医疗质量和患者安全至关重要。它不仅帮助护士更好地执行其职责，还推动了医疗技术的发展。通过不断的研究和实验指导，可以确保外科护理技术始终处于最前沿，为患者提供最佳的护理和治疗。

　　本书编写的目的是通过系统地研究和实验指导，帮助读者深入了解外科护理的核心原理和实践技术，以提高他们在临床工作中的表现。从基础知识到高级技能，本书将涵盖外科护理的各个方面，旨在帮助读者建立坚实的理论基础，并将其转化为实际操作能力。

目　录

第一章　外科护理技术综述

第一节　外科护理技术的历史与演进

一、古代外科护理技术的起源和发展

（一）古代外科护理的起源

古代文明中的外科护理具有原始性质和基本技术，为我们提供了珍贵的历史见证。在古埃及，外科治疗和护理实践早在公元前 3000 年就开始了。古埃及医生利用他们的观察和经验，进行一系列外科手术。古埃及医生经常面对各种伤口和创伤，他们使用一些基本的工具，如石刀和木棒。这些工具虽然简陋，但却是他们进行外科手术的基础。他们还使用草药和植物材料来治疗伤口和减轻疼痛。尽管在外科手术方面的知识和技术相对有限，但古埃及医生的努力为后来的医疗实践奠定了基础。古希腊文明也有其独特的外科治疗和护理实践。古希腊医生希波克拉底被认为是现代医学的奠基人之一，他对外科手术有着深刻的理解。尽管古希腊的外科手术仍然比较原始，但他们的医生已经开始使用一些进阶的工具，如锋利的刀具和钳子。

古罗马也在外科护理方面有所贡献。古罗马医生格伦尼库斯是一位著名的外科医生，他在外科手术方面做出了重要的贡献。他开创了一类叫作"Gladiatorial School"的外科手术培训学校，培养了许多有才华的外科医生。他们使用银丝来缝合伤口，这是当时一项重要的技术进步。古代文明中的外科护理虽然相对原始，但为现代医学的发展打下了基础。古埃及、古希腊和古罗马的医生在极有限的条件下努力进行外科手术，并积累了宝贵的经验。他们的技术虽然不如今天的现代外科手术那么先进，但在当时的情况下，他们仍然是一

项巨大的成就。这些早期的外科医生为我们展示了医学的演进，从而为现代外科医学提供了重要的历史背景。

（二）古代外科护理技术的进展

古代医学学派，尤其是希波克拉底学派，在外科护理技术方面做出了重要贡献，这些贡献包括外科手术工具的改进、消毒方法的发展以及外科手术记录的进步。这些方面的进展为古代外科医生提供了更好的工具和方法，从而提高了手术的安全性和成功率。希波克拉底学派在外科手术工具方面取得了重大进展。在古代，外科手术工具主要是由粗糙的材料制成的，如石头、木头和骨头。然而，希波克拉底学派开始使用铁制工具，这些工具更锋利、更耐用，使外科医生能够更准确地进行手术。他们还改进了手术刀的设计，使其更容易控制和操纵。这些创新在外科手术中起到了关键作用，提高了手术的效果和成功率。希波克拉底学派对消毒方法的发展做出了贡献。在古代，外科手术的感染风险非常高，因为人们缺乏有效的消毒方法。然而，希波克拉底学派提出了一种叫作"希波克拉底热"的消毒方法，这是一种将热水和火用于消毒的技术。这种方法被广泛采用，有助于减少手术后感染的风险，使手术更为安全。

希波克拉底学派还强调了外科手术记录的重要性。他们认识到，记录手术的细节和结果对于未来的医学研究和进步至关重要。因此，他们鼓励医生记录他们的手术经验，包括手术过程、治疗方法以及患者的反应。这些记录不仅有助于传承医学知识，还为后来的医生提供了宝贵的参考资料，帮助他们改进手术技术和治疗方法。古代医学学派，尤其是希波克拉底学派，在外科护理技术方面做出了重要的贡献。他们改进了外科手术工具，发展了消毒方法，强调了外科手术记录的重要性。这些进步使外科手术更为安全和有效，为古代医学的发展打下了坚实的基础。

（三）古代外科护理的局限性和挑战

古代外科护理技术的局限性显而易见，主要体现在缺乏现代麻醉和消毒技术，以及外科手术的高风险性。这些局限性不仅影响了患者的治疗体验，也在一定程度上塑造了外科护理师和外科医生的社会地位和教育水平。古代医疗领域的最大限制之一是缺乏有效的麻醉技术。在缺乏麻醉的情况下，患者在手术过程中经历极大的疼痛和痛苦，这不仅使手术过程更加困难，也降低了手术的成功率，因为患者可能因极度疼痛而移动或抵抗手术。外科医生和护理师必须在这种困境下工作，不仅需要技术娴熟，还需要处理患者的痛苦和焦虑。缺乏有效的消毒技术也是古代外科护理的一大限制。在缺乏现代消毒方法的情况下，手术工具和外科区域很难彻底消毒，这增加了术后感染的风险。患者在手术后可能会面临严重感染，这会导致手术失败和生命威胁。外科医生和护理师必须尽力减少感染的风险，但在没有适当的消毒技术情况下，这几乎是不可能的任务。

这些技术限制直接影响了外科护理师和外科医生的社会地位。由于缺乏现代麻醉和消毒技术，外科手术是一项高风险的工作，常常伴随着患者的痛苦和并发症，这导致外科医生和护理师的社会地位相对较低，因为他们的工作常常被视为危险和不受欢迎的职业。他们必须面对严峻的条件和巨大的压力，而且很少受到社会的尊重和崇敬。古代外科护理师和外科医生的教育水平也受到了限制。由于缺乏现代医学知识和技术，他们通常只能依赖传统的经验和技巧来执行手术。这意味着他们的教育水平相对较低，无法获得现代医学科学的知识和培训。因此，他们的技术和知识受到了限制，很难跟上医学领域的进展。古代外科护理技术的限制包括缺乏麻醉和消毒技术，以及外科手术的高风险性。这些限制直接影响了外科护理师和外科医生的社会地位和教育水平，使他们在医疗领域中面临巨大的挑战和困境。然而，尽管这些限制，古代的外科医生和护理师仍然不懈努力，为患者提供了宝贵的医疗服务。

二、现代外科护理技术的演进和影响

（一）现代外科护理技术的崛起

19 世纪末—20 世纪初，现代外科护理技术崛起，包括无菌技术、麻醉技术和手术器械的改进，这些进步深刻地改变了外科护理的面貌。在这一时期，无菌技术的引入对外科护理产生了深远的影响。约瑟夫·李斯特是无菌技术的先驱，他提出了"无菌手术"的理念，强调了外科手术中细菌的重要性。通过使用酚和酚溶液，外科护理师可以保持手术场所干净，减少感染的风险。这一革命性的理念为手术安全奠定了基础，降低了手术后并发症的发生率。

另一个关键的技术进步是麻醉技术的改进。早期的手术通常是在患者完全清醒的情况下进行的，这对患者来说是极其痛苦的。然而，随着麻醉药物的发展，如乙醚和氯仿，外科护理师能够确保患者在手术中不感到疼痛和不适。这极大地提高了手术的成功率，同时也改善了患者的体验。手术器械的改进也是外科护理的重要方面。在19世纪末，外科医生和护士开始使用更精细和精确的手术器械，如手术刀、镊子和缝合针。这些工具的改进使外科手术更加精确，减少了损伤周围组织的风险。消毒技术的改进确保了手术器械的无菌状态，减少了感染的风险。

在现代医院中，外科护理师的角色和职责也发生了显著变化。他们不仅要协助医生进行手术，还需要负责准备手术室、管理手术器械和确保手术环境的无菌性。外科护理师还需要与患者进行沟通，提供情感支持，帮助他们应对手术的紧张和焦虑。他们在手术后的康复过程中也扮演着重要的角色，监测患者的病情，确保他们的康复顺利进行。

19世纪末—20世纪初，现代外科护理技术的崛起对医学产生了深远的影响。无菌技术、麻醉技术和手术器械的改进大大提高了外科手术的安全性和成功率。外科护理师的角色也得到了扩展，他们在手术室内外都发挥着不可或缺的作用，为患者提供全面的护理和支持。这一时期的技术进步和外科护理师的职责演变，为现代外科医学奠定了坚实的基础。

（二）现代外科护理技术的发展

20世纪后半叶以来，外科护理技术经历了巨大的变革和发展，其中包括微创手术、激光技术和机器人辅助手术等重要创新。这些技术的引入不仅提高了外科手术的精确性和安全性，还缩短了康复时间，为患者提供了更好的治疗体验。微创手术是一项突破性的外科技术，它大大减少了手术创口的大小。通过使用微小的切口和专用的器械，医生可以进行内镜手术，如腹腔镜手术和胸腔镜手术。这种技术降低了患者的创伤，减少了术后疼痛和康复时间，同时提高了手术的精确性。微创手术已经成为多种疾病治疗的首选方法，包括胃肠道手术、心脏手术和妇科手术等。激光技术在外科领域也发挥了巨大作用。激光手术可以精确地切割组织，同时减少出血和疼痛。这种技术广泛应用于眼科手术、皮肤病治疗和癌症切除手术等领域。激光技术的精确性和控制性使其成为一种重要的外科工具，有助于提高手术的成功率和患者的康复。

机器人辅助手术是外科护理技术的又一重要创新。通过使用机器人系统，外科医生可以进行更精确、稳定的手术。这些机器人系统可以提供高度精细的操作，减少了手术的颤抖和不稳定性。机器人辅助手术在神经外科、泌尿外科和心脏外科等领域得到广泛应用，为医生提供了更好的手术工具。影像学技术在外科护理方面发挥了重要作用。X线、MRI和CT扫描等影像学技术可以提供精确的解剖结构图像，帮助外科医生进行手术规划和导航。这些技术使外科医生能够更好地可视化患者的内部结构，以更准确地定位病变并规划手术路线。这不仅提高了手术的成功率，还减少了手术的创伤。电子医疗记录也对外科护理产生了深远的影响。电子健康记录系统使医生能够轻松访问患者的病历和诊断信息，这对于手术规划和术前准备非常重要。电子记录系统可以帮助医生追踪患者的术后恢复情况，以及评估手术的长期效果。这种信息的可追溯性和共享性有助于提高医疗团队的协作，确保患者获得最佳的护理和治疗。20世纪后半叶以来，外科护理技术经历了巨大的进步和创新，包括微创手术、激光技术、机器人辅助手术以及影像学技术和电子医疗记录的应用。这些技术的发展不仅提高了手术的精确性和安全性，还改善了患者的治疗体验，使外科护理取得了显著的进步。

（三）现代外科护理的挑战和趋势

现代外科护理面临着一系列严峻挑战，这些挑战包括医疗资源不足、患者复杂性增加和医疗成本上升。在应对这些挑战的过程中，现代外科护理也展现出一些明显的趋势，如团队合作、终身学习和关注患者体验。

医疗资源不足是现代外科护理面临的重大挑战之一。随着人口的增长和老龄化趋势，医疗系统的压力不断增加，导致医疗资源的紧缺。外科护理师和医生必须面对患者激增和手术需求的不断上升，但却受到医院资源、设备和人员不足的制约。这种情况使得护理师和医生需要更高效地利用有限的资源，以确保患者获得高质量的护理和手术。患者复杂性的增加是另一个挑战。现代社会中，患者的健康问题越来越复杂，常常伴随多重慢性疾病和复杂的医疗历史。这使得外科护理变得更加复杂，需要更多的专业知识和技能来处理各种不同的疾病和情况。护理师和医生必须不断更新自己的知识和技能，以适应不断变化的患者需求。

医疗成本的不断上升也是一个严重问题。现代医疗技术和治疗方法的进步往往伴随着高昂的成本，这使得患者和医疗机构面临巨大的经济压力。外科手术的成本尤其高昂，包括手术室设备、护理人员和康复治疗等多方面的开支。护理师和医生需要在提供高质量的护理同时，也要考虑到医疗成本的控制，以确保患者能够负担得起治疗。尽管面临这些挑战，现代外科护理也呈现出一些积极的趋势。团队合作是其中之一，医疗团队的协作变得越来越重要，以应对复杂的患者病例和手术。不同专业的医疗专家必须共同合作，分享知识和经验，以提供全面的护理。这种团队合作有助于提高患者的治疗结果，并提高了医疗团队的效率。

终身学习也是现代外科护理的趋势之一。由于医学知识不断更新和演进，护理师和医生必须持续不断地学习和提高自己的技能。这包括参加继续教育课程、研究最新的医疗研究和采用新的治疗方法。终身学习使护理师和医生能够跟上医学领域的发展，并为患者提供最佳的护理。关注患者体验也越来越重要。现代医疗体系强调患者中心的护理，护理师和医生需要与患者建立良好的沟通和信任关系，倾听他们的需求和关切。患者的满意度不仅与治疗结果相关，还与他们在整个治疗过程中的体验有关。因此，关注患者体验不仅有助于提高患者满意度，还有助于改善医疗质量。现代外科护理面临医疗资源不足、患者复杂性增加和医疗成本上升等挑战，但同时也展现出团队合作、终身学习和关注患者体验等积极趋势。护理师和医生必须不断适应这些变化，以提供高质量的护理和手术，满足患者的需求。

第二节 外科护理技术的重要性与现实需求

一、外科护理技术的重要性

（一）外科护理技术的重要性

医疗技术的飞速进步和人口老龄化趋势的不断加剧，导致了外科手术的需求急剧增加。这不仅包括常见的外科手术，如阑尾切除和骨折修复，还包括更为复杂的高风险手术，如心脏手术、脑部手术和器官移植。这种趋势使得外科护理技术的重要性日益凸显，需要专业护士来提供高质量的护理服务。心脏手术已经成为一种常见的治疗心脏疾病的方式。随着心脏手术技术的不断改进，手术的成功率也在提高，但这些手术仍然具有高风险性。外科护理师在心脏手术中扮演着关键的角色，他们需要密切监测患者的生命体征，协助医生完成手术，并确保手术后的护理得以顺利进行。他们的专业知识和技能对于心脏手术的成功至关重要。

脑部手术也是一项复杂而高风险的外科手术。在这种手术中，外科护理师需要密切关注患者的神经系统功能，确保手术过程中脑部没有受到损伤。他们还需要协助医生在微小的手术区域内进行操作，同时确保手术器械的无菌性。脑部手术的成功依赖于外科护理师的精湛技能和专业知识。器官移植手术是一项拯救生命的高度复杂的外科手术。在这种手术中，外科护理师需要确保器官在移植过程中保持健康，避免排斥反应发生，并协助医生完成手术。他们还需要提供全面的术后护理，确保患者的康复顺利进行。器官移植手术的成功与外科护理师的专业知识和护理技能密不可分。

随着外科手术的需求不断增加，包括心脏手术、脑部手术和器官移植等高风险手术，外科护理技术的重要性日益凸显。外科护理师在这些复杂手术中发挥着关键的作用，他们需要具备高度专业化的知识和技能，以确保手术的成功和患者的安全。外科护理不仅是医疗团队中不可或缺的一部分，也是现代医疗体系中不可或缺的支柱，为患者提供高质量的护理服务，促进了外科医学的不断发展和进步。

（二）患者安全与手术成功的关键

在外科手术过程中，患者的生命安全和手术的成功与否密切相关。外科护士是手术团队中不可或缺的一部分，他们在手术前、手术中和手术后都扮演着至关重要的角色。他们的责任不仅是确保患者的准备工作充分，还包括维护手术器械和环境的无菌状态，监测患者的生命体征，及时处理并发症，以保证手术的顺利进行和患者的康复。在手术前，外科护士需要与患者建立联系，了解他们的病史和过去的健康状况。这有助于确保手术计划的正确性，并准备好可能需要的特殊设备或药物。外科护士还需要确保手术室的准备工作完成，包括检查手术器械的完整性和无菌状态，以及准备好任何可能需要的紧急情况的设备。他们还需要协助医生进行手术标记，以确保手术操作的准确性。

外科护士的职责更加重要。他们需要确保手术室内的环境保持无菌，这包括控制空气质量和维持器械的无菌状态。他们还需要协助医生传递和管理手术器械，确保医生能够顺利进行手术。同时，外科护士必须密切监测患者的生命体征，如心率、血压、氧饱和度等，以及麻醉深度和术中并发症的发生情况。如果出现问题，他们必须立即采取行动，通知医生并采取适当的措施来稳定患者的状况。

手术后，外科护士的责任并没有结束。他们需要确保患者在术后恢复室得到适当的监测和护理，监测患者的生命体征并评估术后并发症的风险。外科护士还需要为患者和家属提供关于术后护理和康复的指导，以确保患者得到最佳的康复支持。他们还需要协助医生处理术后的照顾和药物管理，以确保患者的疼痛得到适当的控制。外科护士在外科手术过程中扮演着至关重要的角色。他们的工作涵盖了手术前、手术中和手术后的多个方面，包括患者准备、手术器械和环境的无菌维护、生命体征监测以及术后护理。他们的责任是确保患者的生命安全和手术的成功，为患者的康复提供关键的支持。在外科手术中，外科护士的角色不可或缺，他们是医疗团队中不可或缺的一部分。

（三）外科护理技术的专业性要求

外科护理技术的要求非常高，除了扎实的医学知识，丰富的实践经验和技能也是不可或缺的。外科护士在日常工作中扮演着至关重要的角色，他们需要具备多方面的技能和知识，以确保患者在外科手术和治疗过程中得到最佳的护理。外科护士必须熟悉各种外科手术的特点和操作流程。不同类型的外科手术具有不同的特点和要求，包括心脏手术、脑部手术、骨科手术等。护理师需要了解每种手术的步骤、风险和可能的并发症，以便能够有效地配合外科医生和手术团队，确保手术的顺利进行。护理师还需要掌握临床护理技能，包括创面护理、伤口缝合和导管管理等。创面护理是非常重要的，因为一个干净和合理护理的伤口能够有效地减少感染的风险。伤口缝合也需要高超的技巧，以确保伤口愈合良好，不留瘢痕。导管管理涉及管理各种类型的导管，如静脉导管、导尿管等，需要护理师具备熟练的技能，以避免感染和其他并发症的发生。

外科护士还需要具备应对急危重症情况的能力。外科手术过程中可能会出现不可预测的紧急情况，如出血、心搏骤停等。在这种情况下，护理师必须迅速采取有效的护理措施，保护患者的生命安全。这需要高度的冷静和应急能力，以及紧密的团队合作，与外科医生和麻醉师共同应对危机。外科护理技术要求护理师具备多方面的技能和知识，包括熟悉外科手术、掌握临床护理技能和应对急危重症情况的能力。外科护士的工作非常复杂和具有挑战性，但他们的专业知识和技能对患者的治疗和康复起着关键作用。因此，外科护士必须不断学习和提高自己的技能，以适应医学领域的不断发展和变化。

二、外科护理技术的现实需求

（一）护士短缺与专业外科护理需求

在全球范围内，护士短缺已经成为一个严重的问题，特别是在专业外科护士领域。这一问题的严重性进一步加剧了外科手术的增加和复杂性的提高，使得对专业外科护士的需求更加迫切。因此，提供外科护理培训和招聘专业外科护士的需求日益增长。外科手术在现代医疗中扮演着至关重要的角色，因为它们能够治疗一系列疾病和创伤，拯救生命。随着医疗技术的不断进步，外科手术的范围和复杂性也在不断增加。这包括心脏手术、脑部手术、器官移植等高风险手术，它们需要高度训练和专业知识的护士来提供护理。

护士短缺已经限制了医疗系统的能力，无法满足外科手术的不断增加和提高的需求。专业外科护士是外科手术中不可或缺的一部分，他们具备精湛的技能和专业知识，能够协助医生完成复杂的手术过程，确保患者的安全和护理质量。然而，由于短缺问题，医疗机构面临着无法满足需求、手术延迟和质量下降的挑战。为了应对这一问题，提供外科护理培训变得至关重要。培训计划应该旨在培养专业外科护士，使他们能够胜任复杂的手术环境。这种培训需要结合理论知识和实际操作，包括手术器械的使用、无菌技术、麻醉管理以及团队协作等方面的培训。通过提供高质量的培训，可以增加专业外科护士的数量，满足医疗系统对他们的需求。

招聘专业外科护士也是解决护士短缺问题的关键。医疗机构需要积极寻找有经验的外科护理专业人员，并提供有竞争力的薪酬和福利，以吸引和留住他们。改善工作条件和提供职业发展机会也可以帮助留住专业外科护士，提高他们的满意度和忠诚度。在解决护士短缺问题方面，政府和医疗机构也扮演着重要的角色。政府可以提供资金支持，促进外科护理培训计划的发展，并制订政策来改善护士的工作条件。医疗机构则需要制订策略，以确保他们有足够的专业外科护士来满足患者的需求。护士短缺已经成为一个严重的问题，特别是在专业外科护士领域。外科手术的增加和复杂性的提高使得对专业外科护士的需求更加紧迫。为了解决这一问题，提供外科护理培训和招聘专业外科护士变得至关重要。政府、医疗机构和教育机构需要共同努力，以确保医疗系统能够满足外科护理的需求，提供高质量的护理服务，保障患者的安全和健康。

（二）护理技术的不断更新

医疗技术的不断发展是现代医疗领域的一个显著特征，而外科手术作为医疗领域的重要组成部分也受到了这一趋势的影响。外科护士作为外科手术团队中不可或缺的一员，需要不断学习和更新自己的知识和技能，以适应新的医疗技术和手术方法的不断涌现。这就需要持续的职业培训和教育支持，以确保外科护士能够提供最高水平的护理和支持。

现代医疗技术的快速发展意味着外科手术方法和器械不断更新。新的手术技术和设备的引入使外科护士需要不断学习和适应新的操作流程和工具。例如，微创手术技术的发展导致了新型的微小器械和内镜技术的应用，这要求外科护士掌握新的操作技巧和器械使用方法。机器人辅助手术的兴起也需要外科护士了解机器人系统的工作原理和操作步骤，以协助医生完成手术。外科护士需要跟进最新的医学研究和临床指南。医疗知识不断积累和更新，外科护士需要了解最新的治疗方案、药物和护理技术，以提供患者最佳的护理。例如，新的药物治疗方法可能影响患者的术前准备和术后照顾，外科护士需要了解这些变化并相应调整护理计划。临床指南的更新也会影响外科护士的实践，他们需要密切关注最新的指南并将其纳入护理实践中。

外科护士需要不断提高自己的沟通和团队协作技能。在现代医疗环境中，多学科团队合作是关键，外科护士必须能够有效地与医生、麻醉师、影像学技术人员和其他护理人员合作，以确保患者得到全面的护理。患者的教育和支持也是外科护士的责任之一，他们需要不断提高自己的沟通技巧，以满足患者和家属的需求。外科护士还需要关注伦理和法律问题。医疗伦理和法律规定不断演变，外科护士需要了解最新的法规和伦理原则，以确保他们的实践是合法和伦理的。这包括患者权利、隐私保护和医疗错误防范等方面的问题，外科护士需要遵守这些规定并保护患者的权益。外科护士在现代医疗环境中需要不断学习和更新自己的知识和技能，以适应新的医疗技术和手术方法的不断涌现。持续的职业培训和教育支持是确保外科护士能够提供最高水平的护理和支持的关键。只有不断提高自己的专业水平，外科护士才能胜任复杂的外科手术工作，确保患者的生命安全和康复。

（三）患者需求的多样性

外科护理技术的适应性是非常重要的，因为患者的需求在现代医疗环境中变得越来越多样化。外科护士必须具备跨文化护理技能和沟通能力，以满足不同年龄、文化背景和健康状况的患者的需求。不同年龄段的患者有不同的需求。儿童患者通常需要特别的关怀和技巧，因为他们的生理和心理特点与成年患者不同。外科护士必须了解儿童的发展阶段和需求，以提供适当的护理。老年患者可能有多重慢性疾病和生活方式因素，需要特别的关注和管理。外科护士必须了解老年患者的特殊需求，如药物管理、营养和康复护理，以提供综合性的护理。文化背景对患者的需求也有重要影响。不同文化的患者可能有不同的信仰、价值观和习惯，这些因素可能影响他们对医疗护理的期望和态度。外科护士必须尊重和理解不同文化背景的患者，以提供文化敏感的护理。这包括了解宗教要求、食物禁忌、家庭支持和传统疗法，以便与患者建立良好的关系，并为他们提供满意的护理。

健康状况的差异也需要外科护士适应。一些患者可能有慢性疾病，需要长期的治疗和康复。其他患者可能面临急性疾病或创伤，需要紧急的护理。外科护士必须根据患者的健康状况，制订个性化的护理计划，并提供合适的支持和教育。他们还需要适应患者的生理和心理状况，以提供恰当的护理。在应对这些多样化的患者需求时，外科护士的跨文化护理技能和沟通能力至关重要。他们必须具备尊重和包容不同文化和价值观的能力，以建立与患者的信任和理解。有效地沟通是成功护理的关键，外科护士必须清晰地传达信息，倾听患者的需求和关切，并与患者和家庭建立有效的沟通渠道。外科护理技术需要适应不同患者的情况，包括不同年龄、文化背景和健康状况的患者。外科护士必须具备跨文化护理技能和沟通能力，以满足患者的需求并提供高质量的护理。这种多样性的护理要求不仅提高了外科护士的工作难度，也使他们的角色变得更加重要和有意义。因此，培养和发展这些技能对于现代外科护理来说是至关重要的。

第三节　外科护理技术的职责与角色

一、外科护士的职责与角色

（一）外科护士的职责

外科护士是医疗团队中至关重要的成员，他们在外科手术的各个阶段扮演着关键的角色。他们的主要职责包括协助外科手术、术前术后护理、患者教育和康复支持等多个方面，为患者提供全面的护理和支持。外科护士在手术室内协助外科手术。他们负责准备手术室，确保手术器械和设备的无菌性，为医生提供所需的工具和材料。在手术过程中，外科护士协助医生完成手术，包括递取器械、缝合伤口、止血、注射药物等。他们需要密切观察患者的生命体征，确保手术过程中患者的安全和稳定。

外科护士在术前和术后也扮演着重要的角色。在术前，他们与患者进行面谈，解释手术过程和风险，提供情感支持，确保患者了解并准备好手术。在术后，外科护士监测患者的病情，处理并发症，管理疼痛，确保患者的康复顺利进行。他们还协助患者进行康复计划，提供营养指导和生活方式建议，以促进康复。患者教育也是外科护士的一项重要职责。他们向患者提供有关手术前后的护理指导，包括如何处理伤口、药物管理、饮食建议等。通过教育患者，外科护士帮助他们更好地理解和管理自己的健康状况，提高治疗的成功率。

外科护士在外科团队中也发挥着关键作用。他们与外科医生、麻醉师、麻醉护士和其他医疗专业人员密切合作，确保手术顺利进行。他们需要具备卓越的沟通和团队协作技能，协调各方之间的工作，保障患者的安全和护理质量。外科护士在医疗团队中担任着不可或缺的角色。他们的主要职责涵盖了协助外科手术、术前术后护理、患者教育和康复支持等多个方面，为患者提供全面的护理和支持。他们在手术室内和外科团队中发挥着关键作用，确保手术的成功和患者的安全，是现代医疗体系中不可或缺的重要组成部分。

（二）外科护士的技术要求

外科护士是外科手术团队中不可或缺的一员，他们需要具备一系列关键技术要求，包括无菌技术、手术器械处理、伤口护理和急救技能等。这些技能对于确保手术的成功和患者的安全至关重要，因此外科护士的专业知识和技能培训显得尤为重要。无菌技术是外科护士必须熟练掌握的技能之一。在手术室中，维持无菌环境至关重要，以防止术中感染。外科护士需要知道如何正确穿戴和处理无菌手套、穿戴无菌服，并且要能够保持手术场地的无菌状态。他们必须严格遵守无菌技术的原则，包括不触摸无菌区域，确保手术器械和设备的无菌性，以及及时发现和纠正任何无菌破坏。外科护士需要具备手术器械处理的技能。他们负责为手术室准备和维护手术器械，确保器械在手术中可靠且安全。

这包括清洗、消毒和包装器械，以及进行必要的器械检查。外科护士必须了解各种手术器械的用途和正确的处理方法，并能够迅速准备器械，以满足医生和手术室的需求。

伤口护理是外科护士的另一个重要职责。他们需要具备专业的伤口护理技能，以确保术后伤口的愈合和康复。这包括伤口的清洁、消毒和包扎，以及监测伤口的状况和及时处理任何并发症。外科护士还需要了解各种伤口护理产品和技术，以选择最合适的方法来处理不同类型的伤口。

外科护士需要具备急救技能。在手术过程中，可能会发生突发情况，外科护士必须能够迅速识别并采取紧急措施来稳定患者的状况。这包括心肺复苏、控制出血、处理呼吸窘迫等急救技能。外科护士必须接受急救培训，并能够在紧急情况下冷静应对，以确保患者的生命安全。外科护士的专业知识和技能培训至关重要。这些技能要求不仅能够保证手术的成功和患者的安全，还有助于提高整个外科手术团队的效率和协作。专业知识和技能培训不仅包括理论知识的传授，还需要实际操作和实践经验的积累。外科护士必须定期接受更新的培训，以跟踪最新的医疗技术和最佳实践，保持他们的专业水平。

外科护士需要具备一系列关键技术要求，包括无菌技术、手术器械处理、伤口护理和急救技能等。这些技能对于确保手术的成功和患者的安全至关重要。外科护士的专业知识和技能培训是确保他们能够胜任复杂的外科手术工作的关键，同时也有助于提高整个外科手术团队的效率和协作，从而为患者提供最高水平的护理和支持。

（三）外科护士的患者关怀

外科护士在手术过程中的角色不仅仅是执行医嘱和提供技术性护理，更重要的是他们对患者的关心和支持，以及如何促进患者的舒适和安全感。与患者家属的沟通和协调患者护理也是至关重要的。外科护士在手术过程中扮演着关键的角色，他们的关心和支持对于患者的康复和治疗结果至关重要。手术通常是患者生命中的一次重大事件，充满不确定性和焦虑。在这个关键时刻，外科护士的存在和关心可以给患者带来极大的安慰。他们可以与患者建立信任关系，倾听他们的需求和担忧，提供情感支持和鼓励。这种关怀不仅有助于减轻患者的焦虑和恐惧，还有助于提高患者的情绪和心理状态，对康复和治疗的成功起到积极作用。

外科护士需要不断努力促进患者的舒适和安全感。在手术室中，患者通常处于无法掌控的状态，他们可能感到害怕、不安和失去控制。外科护士的任务之一是确保患者在手术过程中感到尽可能舒适和安全。他们需要监测患者的生命体征，及时处理可能出现的并发症，确保患者的生命安全。他们还需要为患者提供温暖、支持和关怀，以缓解他们的焦虑和不适。这些举措不仅有助于提高手术的成功率，还有助于患者的康复和提高患者的满意度。与患者家属的沟通和协调患者护理也是非常重要的。家属通常对患者的情况非常关心，他们需要了解手术的进展和患者的状况。外科护士必须与家属建立有效的沟通渠道，及时提供信息和解答疑问，以满足家属的需求。外科护士还需要协调患者的护理，确保患者得到全面的关怀。这包括与其他医疗专业人员协调工作，协助患者进行各种检查和治疗，以及监测患者的康复进展。与家属的沟通和协调有助于提高患者的护理质量和满意度，同时也减轻了家属的焦虑和担忧。外科护士在手术过程中的关心和支持对患者的康复和治疗结果至关重要。他们需要努力促进患者的舒适和安全感，确保患者在手术中得到最佳的护理。与患者家属的沟通和协调患者护理也是不可或缺的，有助于提高护理质量和患者满意度。外科护士的工作不仅仅是技术性的任务，更是为患者提供全面关怀和支持的使命。

二、外科技术员的职责与角色

（一）外科技术员的职责

外科技术员是医疗团队中至关重要的成员，他们在手术室内扮演着关键的职责，确保手术过程顺利进行。他们的职责涵盖了准备手术室、协助手术、器械管理、无菌技术和手术室清洁等多个任务。外科技术员负责准备手术室。这包括确保手术室的清洁和无菌状态，以减少感染的风险。他们需要在每次手术前仔细检查手术室，确保一切设备和器械都准备就绪。他们还需要根据手术的特点，准备所需的器械、设备和药物，以确保手术过程的顺利进行。

在手术过程中，外科技术员协助外科医生和护士完成手术。他们提供所需的器械和设备，确保医生能够顺利进行手术。他们还需要协助医生在手术区域内操作，包括握持器械、吸取液体、止血、缝合伤口等。外科技术员的协助使得外科医生能够更加专注于手术本身，提高手术的效率和安全性。外科技术员还负责器械的管理。他们需要确保手术器械在手术前经过严格的消毒和无菌处理。在手术过程中，他们会递交医生所需的器械，确保它们保持无菌状态。在手术结束后，外科技术员负责清点和清洗器械，以便下次使用。

　　无菌技术是外科技术员的核心职责之一。他们需要严格遵守无菌操作规程，确保手术区域的无菌性。这包括穿戴无菌手套、使用无菌巾和物品，以及避免交叉感染的措施。无菌技术的正确应用对于预防感染和确保患者安全至关重要。外科技术员负责手术室的清洁工作。在手术结束后，他们需要彻底清洁手术室，包括清洁和消毒手术台、器械和设备，以确保下一次手术的无菌性。他们还需要处理医疗废物，确保按照规定的方式处置。外科技术员在手术室内扮演着关键的职责，确保手术过程的顺利进行。他们的工作涵盖了准备手术室、协助手术、器械管理、无菌技术和手术室清洁等多个任务，这些任务对于患者的安全和手术的成功至关重要。外科技术员的专业知识和技能为医疗团队提供了宝贵的支持，促进了外科医学的不断发展和进步。

（二）外科技术员的技术要求

　　外科技术员在外科手术团队中扮演着至关重要的角色，他们需要具备一系列技术要求，包括无菌技术、手术器械处理、消毒和感染控制等技能。这些要求对于确保手术室的安全和手术的成功至关重要，因此外科技术员的专业培训和认证显得尤为重要。无菌技术是外科技术员必须掌握的重要技能之一。在手术室中，维持无菌环境至关重要，以减少术中感染的风险。外科技术员需要知道如何穿戴和处理无菌手套、穿戴无菌服，并且要能够保持手术区域的无菌状态。他们必须严格遵守无菌技术的原则，包括不触摸无菌区域，确保手术器械和设备的无菌性，以及及时发现和纠正任何无菌破坏。外科技术员需要具备手术器械处理的技能。他们负责为手术室准备和维护手术器械，确保器械在手术中可靠且安全。这包括清洗、消毒和包装器械，以及进行必要的器械检查。外科技术员必须了解各种手术器械的用途和正确的处理方法，并能够迅速准备器械，以满足医生和手术室的需求。消毒和感染控制是外科技术员的另一个关键职责。他们需要了解不同类型的消毒方法和程序，以确保手术器械和设备在使用前都经过彻底的消毒。外科技术员还需要参与感染控制计划，监测手术室的卫生和无菌状况，并采取措施来防止感染的传播。这包括监测手术室的空气质量和水质，确保手术室的环境符合卫生要求。

外科技术员需要了解各种外科手术程序和器械。他们必须能够识别和熟悉不同类型的手术器械，并知道如何准备这些器械以支持手术。他们还需要了解不同类型的外科手术程序，以便能够协助医生和外科护士在手术中提供必要的支持。外科技术员的专业培训和认证非常重要。这些技能要求不仅能够保证手术室的安全和手术的成功，还有助于减少感染的风险，提高患者的康复率。专业培训通常包括理论课程和实际操作，以确保技术员具备必要的知识和技能。外科技术员通常需要获得相关的认证，以证明他们已经接受了必要的培训和教育。外科技术员在外科手术团队中扮演着至关重要的角色，他们需要具备无菌技术、手术器械处理、消毒和感染控制等一系列关键技术要求。这些要求对于确保手术室的安全和手术的成功至关重要。外科技术员的专业培训和认证是确保他们能够胜任复杂的外科手术工作的关键，从而为患者提供最高水平的护理和支持。

（三）外科技术员与外科团队

外科技术员在外科团队中扮演着关键的角色，他们的协作和沟通对于外科手术的安全和有效运作至关重要。与外科医生、外科护士和麻醉师的合作是外科技术员的核心任务，他们的贡献对于手术室的安全和成功具有重大意义。外科技术员与外科医生的协作是外科手术成功的关键。他们需要密切配合，准备手术室和手术设备，确保一切准备就绪。外科技术员必须了解手术的特点和要求，为外科医生提供必要的支持和器械。在手术过程中，他们负责递送和交换手术工具，协助外科医生进行手术步骤。这种密切的协作和配合是外科手术顺利进行的关键，有助于减少手术时间和风险，提高手术成功率。

与外科护士的合作也至关重要。外科护士和外科技术员在手术室中密切合作，共同确保患者的安全和护理质量。外科技术员需要提供器械和设备，协助护士进行创面护理、伤口缝合和导管管理等临床护理工作。他们还需要密切协调护理和技术方面的工作，以确保手术室的运作流畅和无缝。外科护士和外科技术员之间的有效沟通和合作有助于提高患者的护理质量和安全。与麻醉师的合作也是外科技术员的重要任务。麻醉师负责管理患者的麻醉，确保患者在手术中不感到疼痛和不适。外科技术员需要与麻醉师协调工作，确保患者的麻醉状态得到有效控制。他们需要提供必要的设备和支持，以便麻醉师顺利完成工作。这种协作有助于确保患者在手术中保持稳定的生命体征，减少麻醉相关的并发症。

外科技术员对于手术室的安全和有效运作贡献巨大。他们负责检查和维护手术设备，确保设备的正常运作。他们还需要遵守严格的感染控制措施，以防止术后感染的发生。外科技术员需要具备快速决策和应对紧急情况的能力，以应对可能出现的意外事件。他们还需要确保手术室的清洁和整洁，以提供安全的工作环境。外科技术员在外科团队中扮演着不可或缺的角色，他们的协作和沟通对于手术室的安全和有效运作至关重要。与外科医生、外科护士和麻醉师的合作是他们的核心任务，他们的贡献有助于减少手术风险、提高手术成功率，确保患者得到高质量的护理。外科技术员的工作是不可忽视的，他们是外科手术中不可或缺的一部分，为患者的健康和安全做出了重要贡献。

第四节　外科护理技术的伦理与法律问题

一、外科护理技术的伦理问题

（一）患者自主权与知情同意

伦理问题在医疗领域中占据着至关重要的地位，其中之一是患者的自主权和知情同意。这一伦理原则强调了患者的权利和尊严，确保他们能够参与医疗决策，了解治疗选择的风险和后果，并自主决定是否接受特定治疗。在外科手术前，患者有权知道手术的目的、风险、后果以及可能的替代方案。外科护士在这个过程中扮演着关键的角色，他们需要确保患者充分理解并能够做出知情的决策，同时尊重患者的决策，不得强迫或操控他们的选择。患者的自主权是医疗伦理的基本原则之一。这意味着患者有权参与医疗决策，并根据自己的价值观和偏好来做出决策。在外科手术前，外科护士需要与患者进行沟通，提供关于手术的详细信息，包括手术的目的、过程、风险和可能的后果。这种信息传递的方式应该清晰、诚实和易于理解，以确保患者能够充分理解自己面临的情况。知情同意是患者自主权的核心体现。知情同意要求患者在接受治疗之前明确表示同意，并且必须是基于充分的、明确的、无压力的理解。外科护士需要确保患者在签署同意书之前已经充分了解了手术的各个方面，并且能够自主决定是否接受手术。这包括了解手术的风险、可能的并发症、术后护理需求以及可能的替代治疗选择。如果患者有任何疑虑或不确定性，外科护士应该提供额外的信息和支持，以帮助他们做出知情的决策。

外科护士还需要尊重患者的决策，不得强迫或操控他们的选择。尊重患者的决策是医疗伦理的基本原则之一，无论患者的选择是接受手术还是拒绝手术，都应该得到尊重和支持。外科护士不应该施加压力或以任何方式影响患者的决策，而是应该提供信息、教育和情感支持，以帮助患者做出符合他们个人价值观和偏好的决策。外科护士在知情同意过程中需要保护患者的隐私和机密性。患者的医疗信息应该被严格保护，不得未经患者同意披露给未经授权的人员。外科护士应该在知情同意过程中确保患者的隐私得到尊重，并遵守相关法律法规和道德准则。患者的自主权和知情同意是医疗伦理中最重要的原则之一。在外科手术前，外科护士的职责包括提供详细的信息、确保患者充分理解和尊重患者的决策。这些原则不仅是医疗伦理的基石，也是确保患者获得高质量医疗护理的关键。外科护士的专业知识和尊重患者的态度对于维护这些伦理原则至关重要，同时也有助于建立信任和合作关系，促进患者的康复和满意度。

（二）机密性和隐私权

外科护理技术不仅关乎患者的身体健康，还涉及患者的个人隐私和医疗记录。在医疗行业中，保护患者的隐私和保密性被视为至关重要的伦理原则之一。护士在外科护理过程中必须严守机密性，不得泄露患者的私人信息或医疗记录，无论在纸质记录还是在电子健康记录的管理中。本文将探讨电子健康记录的安全性和合规性，以及在手术室和病房内维护患者的隐私的重要性。电子健康记录的安全性和合规性至关重要。随着技术的进步，越来越多的医疗信息被转化为电子形式并存储在计算机系统中。这使得患者的医疗记录变得更容易访问和共享，但也增加了信息泄露的风险。护士必须确保电子健康记录系统具备足够的安全性，以防止未经授权的访问和数据泄露。这包括采取严格的身份验证和访问控制措施，加密敏感数据，定期审查系统的安全性，以及培训医疗工作人员，使他们了解隐私和安全的最佳实践。

外科护士在手术室和病房内维护患者的隐私也是非常重要的。手术室通常是高度机密的环境，因为手术涉及患者的身体暴露和敏感信息。护士必须确保手术室内只有授权人员才能进入，同时采取措施以遮挡或保护患者的隐私。这包括使用隐私帘、屏风或屏障来防止未经授权的目光，以及确保在手术过程中只有必要的医疗人员在场。在病房内，护士需要保护患者的隐私，确保他们的个人信息不被他人获取。这包括确保病房门锁好，避免在没有合适授权的情况下泄露患者的身份和病史。护士还应该尊重患者的意愿，遵守患者的隐私偏好，例如是否愿意与家人分享病情信息或是否需要更多的隐私。护士还需要妥善管理纸质医疗记录，以确保其安全性和合规性。纸质记录可能包含患者的敏感信息，如病史、诊断和治疗方案。护士必须确保这些记录存放在安全的地方，只有授权人员能够访问，并且在不再需要时进行安全的销毁。

外科护理技术不仅关注患者的身体健康，还涉及患者的个人隐私和医疗记录。护士必须严守机密性，不得泄露患者的私人信息或医疗记录，无论是在电子健康记录的管理中还是在手术室和病房内维护患者的隐私。电子健康记录的安全性和合规性至关重要，同时在医疗环境中维护患者的隐私也是一项关键任务。护士在这方面的职责是确保患者的信息得到妥善保护，以维护他们的尊严和权益。这需要护士接受隐私和安全培训，了解相关法规和伦理原则，并积极采取措施保护患者的隐私。

（三）不干涉原则与尊重患者的权益

不干涉原则（Non-interference Principle）在伦理中被视为一项基本原则，强调了尊重个体自主权和价值观的重要性。对于外科护士来说，遵循这一原则可以在医疗护理中引发一系列道德困境，尤其是当患者拒绝手术或治疗时。在这种情况下，护士面临着尊重患者的自主权和同时确保患者的健康和安全之间的复杂平衡问题。不干涉原则强调了个体的自主权。自主权是每个人的权利，意味着他们有权决定自己的医疗护理和治疗。这包括决定是否接受手术、治疗方法以及是否愿意承担相关的风险和后果。外科护士必须尊重患者的决策，并确保他们的自主权得到充分尊重和保护。不干涉原则要求护士不干预患者的选择，不强加自己的意愿或观点，而是提供支持和信息，帮助患者做出理性和知情的决策。

在一些情况下，患者的拒绝治疗或手术可能会引发道德困境。外科护士可能会担心患者的健康状况，认为治疗或手术对患者的生命或健康至关重要。在这种情况下，护士需要找到平衡，既要尊重患者的自主权，又要确保他们的健康和安全。这可能会引发一种内在冲突，因为护士需要权衡患者的自主权和护理的责任之间的关系。外科护士在处理这种道德困境时需要采取一系列措施。他们应该与患者建立良好的沟通和信任关系。这意味着倾听患者的需求、担忧和价值观，尊重他们的决策，并提供支持和信息，以便他们能够做出知情的决策。护士还可以与患者讨论治疗或手术的风险和好处，帮助他们更好地理解可能的后果。外科护士可以与其他医疗专业人员合作，进行全面的评估和讨论。这可以包括与外科医生、麻醉师和其他护理人员讨论患者的病情和治疗选项，以确定最佳的护理方案。这种团队协作可以帮助外科护士更全面地理解患者的情况，以便更好地支持他们的决策。

外科护士还可以寻求伦理咨询或建议。医疗伦理委员会或专家可以提供道德指导，帮助护士处理复杂的道德问题。这种咨询可以帮助护士更好地理解不同的伦理原则，找到平衡，并为患者提供最佳的护理。外科护士需要遵守法律和道德准则，确保他们的行为是符合职业伦理和法律规定的。这包括遵守患者的自主权和隐私权，不干预他们的决策，除非患者明显无法自主决策或需要法定监护人的干预。不干涉原则是伦理中的一项基本原则，强调了尊重个体自主权和价值观的重要性。外科护士面临着平衡患者的自主权和护理责任之间的道德困境，需要建立良好的沟通、与团队合作、寻求伦理咨询，并遵守法律和道德准则，以确保患者的权益得到充分尊重和保护。这种平衡是外科护士职业伦理的核心，对于提供高质量的护理至关重要。

二、外科护理技术的法律问题

（一）医疗疏忽与法律责任

外科护士在医疗领域中扮演着至关重要的角色，他们需要遵守严格的医疗标准和流程，以确保患者的安全和护理质量。任何不当行为或疏忽都可能导致法律责任，这包括药物错误、感染控制不当、手术器械的问题等。因此，护士需要了解自己的法律责任，并采取措施来避免疏忽发生。医疗疏忽是一种不当行为，可能导致患者受到伤害或危害患者的安全。这包括错误的药物管理，例如给予患者错误的药物、剂量或途径，以及感染控制不当，如不适当的无菌技术和卫生措施。其他可能导致疏忽的因素还包括手术室内的器械问题，例如手术器械未经充分消毒或维护不当。

医疗疏忽的后果可能非常严重，患者可能遭受到身体伤害、感染、手术并发症甚至死亡。因此，外科护士需要始终保持高度警惕，遵守医疗标准和流程，以确保患者的安全。他们应该在药物管理中仔细核对药物的标签、患者的身份和医嘱，遵循正确的无菌技术，确保手术器械的无菌性，并积极参与感染控制措施。了解法律责任对于外科护士至关重要。医疗法律和伦理规定了医疗专业人员的行为标准和责任。如果外科护士的行为被认为是疏忽或不当行为，他们可能会面临法律诉讼和责任。这可能导致对患者的赔偿、医疗执业许可的吊销或暂停，甚至刑事指控。

外科护士应该了解自己的法律责任，并积极采取措施来避免疏忽发生。这包括不断更新自己的专业知识和技能，参加继续教育课程，确保跟上最新的医疗标准和最佳实践。他们应该积极参与医疗团队，与医生、其他护士和医疗专业人员合作，确保协同工作，减少疏忽的风险。及时记录和报告任何不正常事件或患者安全问题也是避免法律责任的关键。外科护士应该在患者记录中准确记录所有的护理活动和医疗决策，以便追踪和验证护理的质量。如果发生意外事件或患者受到伤害，应该立即报告医疗机构的管理层，以便进行适当的调查和改进。

外科护士需要遵守严格的医疗标准和流程，以确保患者的安全和护理质量。医疗疏忽可能导致严重的后果，包括患者伤害和法律责任。因此，外科护士需要了解自己的法律责任，并采取措施来避免疏忽发生，包括不断更新知识和技能、积极参与医疗团队、记录和报告问题等。通过这些措施，外科护士可以提高患者的安全水平，维护自己的专业声誉，并遵守医疗伦理和法律规定。

（二）医疗授权与合规性

医疗授权是一个复杂而重要的法律问题，涉及患者、医生和护士之间的合同和法律责任。在医疗护理的背景下，合规性是至关重要的，护士必须确保医疗操作和护理程序符合国家和地区的法律和法规。这包括遵守医疗记录保密性、药物管理、患者权益等方面的法律要求。医疗授权涉及患者、医生和护士之间的合同和法律责任。在医疗过程中，患者通常需要签署授权同意书，允许医生和护士进行特定的医疗操作和护理程序。这些授权同意书是法律文件，明确规定了医疗干预的范围和目的。护士必须确保患者的授权同意书是有效的，并且医疗操作和护理程序是在授权的范围内进行的。如果患者提出特定的限制或要求，护士必须严格遵守这些限制，并确保医疗操作的实施与授权一致。

合规性是医疗护理中不可或缺的一部分。护士必须确保医疗操作和护理程序符合国家和地区的法律和法规。这包括但不限于患者隐私和医疗记录保密性的法律要求。根据医疗伦理和法律，患者的医疗信息必须受到严格的保护，不得未经授权的披露。护士必须妥善管理患者的医疗记录，确保只有授权人员能够访问这些记录，同时遵守 HIPAA（美国健康保险可移植性与责任法案）等相关法律法规，以保护患者的隐私权。

药物管理也是医疗护理中的一个关键方面，需要严格遵守相关法律和法规。护士负责正确管理和分发药物，确保患者获得适当的治疗，同时减少患者对药物的滥用和误用。护士必须遵守药物管理的法律要求，包括正确的药物存储、标记、分发和记录。护士必须与医生一起确保患者明确理解药物的用途、剂量和可能的副作用，以便患者能够做出知情的决策。患者权益是医疗授权和合规性的核心。护士必须确保患者的权益得到尊重和保护。这包括患者的知情同意权、自主决策权和拒绝医疗干预的权利。护士必须与患者建立有效的沟通，提供足够的信息，以便患者能够做出明智的医疗决策。同时，护士必须尊重患者的决策，即使这些决策可能与医生的建议不一致。患者的权益是法律所保护的，护士有责任确保这些权益得到充分的尊重。医疗授权和合规性是医疗护理中至关重要的法律问题。护士必须确保医疗操作和护理程序符合国家和地区的法律和法规，保护患者的隐私和医疗记录的保密性，正确管理药物，同时尊重患者的权益。护士在医疗授权和合规性方面的职责是确保患者获得安全、高质量和合法的医疗护理，同时维护患者的尊严和权益。这需要护士接受相关法律教育和培训，以确保他们能够胜任这一重要的职责。

（三）法律框架的不断变化

医疗法律框架和法规的不断变化和更新是为了适应不断发展的医疗实践和伦理概念。外科护士在医疗领域发挥着至关重要的角色，因此他们需要密切关注最新的法律变化，以确保自己的护理实践符合最新的法规要求。法律教育和培训对于保持合规性至关重要，下面将探讨其重要性和影响。法律教育和培训对外科护士来说是必不可少的，因为医疗法律框架和法规的复杂性。医疗法律通常涉及众多方面，包括患者权益、医疗责任、医疗记录保密性、患者同意、药物管理等。这些法律要求常常随着时间和法律制度的变化而发生改变。外科护士需要了解这些法律，以确保他们的护理实践是合法和符合伦理的。

法律教育和培训可以帮助外科护士更好地理解自己的职业责任和法律义务。他们需要知道自己在护理患者时的法律责任，以及在不同情况下应该如何应对。例如，在患者同意手术或治疗时，护士需要确保患者对可能的风险和后果有充分的了解，并获得书面同意。如果护士不了解或未遵循这些法律要求，可能会导致法律责任和纠纷。法律教育可以帮助护士避免不必要的法律问题，并确保他们为患者提供合法和伦理的护理。法律教育和培训还可以提高外科护士的专业素养和职业道德。医疗法律强调了患者权益和隐私保护的重要性，以及医疗专业人员的道德责任。通过了解和遵守医疗法律，外科护士可以更好地理解自己的道德义务，提高对患者权益的尊重，确保护理实践在伦理上是正当的。

法律教育和培训还可以提高外科护士的风险管理意识。医疗法律追求的一个目标是减少患者的风险和医疗错误。外科护士需要了解如何减少患者的风险，防止医疗错误的发生。通过了解医疗法律的要求和最佳实践，护士可以更好地识别潜在的风险因素，并采取适当的措施来降低风险。

　　法律教育和培训可以提高外科护士的专业声誉和信誉。遵守医疗法律要求并提供合法和伦理的护理有助于建立患者信任。患者倾向于寻求那些具有良好声誉和专业道德的医疗专业人员的服务。外科护士可以通过遵守法律和伦理要求来维护自己的专业声誉，提高患者对他们的信任和满意度。医疗法律框架和法规的不断变化和更新对于外科护士来说是一个重要的现实。法律教育和培训对于外科护士来说是必要的，因为它有助于他们了解和遵守最新的法律要求，提高专业素养和职业道德，降低风险，维护专业声誉，以及确保为患者提供合法和伦理的护理。外科护士应该将法律教育和培训视为职业发展的一部分，以确保他们始终保持合规性并为患者提供最佳的护理。

第二章　外科手术准备与操作

一、患者的术前准备工作

（一）外科手术前评估

患者术前评估是外科手术前不可或缺的关键步骤。这一过程包括对患者进行全面的病史记录、体格检查、实验室检查和影像学检查等，以确定患者的手术适宜性和识别任何潜在的风险因素。术前评估的重要性在于确保患者在手术前获得最佳的护理和减少手术相关的风险。病史记录是术前评估的重要组成部分。通过详细记录患者的病史，包括过去的疾病、手术、药物使用、过敏反应以及家族病史，医疗团队能够了解患者的整体健康状况。这有助于识别与手术相关的潜在风险因素，如慢性疾病、药物过敏或家族遗传病史。例如，知道患者是否有高血压、糖尿病或心脏病等疾病，可以帮助医疗团队采取必要的措施来管理这些疾病并减少手术风险。体格检查是术前评估的关键步骤之一。通过仔细的体格检查，医疗团队能够评估患者的身体状况，包括心血管、呼吸、神经和肌肉系统等。这有助于发现潜在的体征或症状，如心律不齐、呼吸困难或肌肉萎缩，这些可能会影响手术的安全性。体格检查还可以帮助医疗团队识别是否存在明显的手术禁忌证，例如肺部感染或心脏问题，从而确定手术的适宜性。实验室检查在术前评估中也扮演着重要的角色。这些检查包括血液检验、尿液检查、电解质水平测定等，旨在评估患者的生化指标和全身健康状况。通过实验室检查，医疗团队可以识别任何潜在的异常，如贫血、电解质紊乱或肾功能异常，这些异常可能需要在手术前进行调整或治疗，以减少手术风险。

影像学检查也是术前评估的一部分，特别是对于需要外科干预的情况。这包括 X 线、CT 扫描、MRI 等检查，用于评估患者的解剖结构和病变的程度。通过影像学检查，医疗团队可以确定手术的具体情况，如肿瘤的大小和位置、骨折的程度或内脏器官的异常。这有助于外科医生制订手术计划和预测可能的并发症。术前评估的重要性在于确保患者在手术前获得最佳的护理和减少手术相关的风险。通过全面的病史记录、体格检查、实验室检查和影像学检查，医疗团队能够识别患者的潜在问题，并采取适当的措施来管理和减少风险。这有助于提高手术的安全性和成功率，同时也有助于患者的康复和满意度。因此，术前评估是外科手术前不可或缺的关键步骤，应该得到充分重视和执行。

（二）预手术教育

患者和患者家属的术前教育在外科手术过程中扮演着至关重要的角色。这种教育不仅涵盖了手术过程的相关信息，还包括术后护理、可能的并发症和麻醉选择等方面的知识。通过充分的术前教育，可以减少患者的焦虑，提高手术的成功率，同时有助于患者更好地参与决策和主动管理自己的健康。术前教育对于减少患者焦虑和恐惧感具有显著的作用。外科手术通常是一项紧张和担忧的经历，患者可能会感到不安和恐惧。通过向患者和患者家属提供详细的术前教育，可以帮助他们更好地了解手术过程和预期结果，从而减轻焦虑和恐惧感。患者在充分了解手术的情况下，通常会更加自信和合作，这有助于提高手术的成功率。术前教育涵盖了手术过程的相关信息。这包括手术的目的、过程、预期持续时间以及可能涉及的器械和团队成员。患者和家属需要了解手术的详细信息，以便知道他们将要面对的情况。这种信息可以帮助他们做出明智的决策，准备好手术前的身体和心理状态，同时也有助于建立信任和合作关系，让患者感到更加安心。

术前教育还包括术后护理的内容。患者需要知道术后可能需要进行的护理和康复措施，以确保他们能够顺利康复。这包括伤口护理、药物管理、饮食要求和活动限制等方面的信息。通过提前了解这些信息，患者和家属可以做好准备，更好地应对术后的挑战，促进康复的顺利进行。另一个重要方面是术前教育涵盖了可能的并发症和风险。患者需要了解手术过程中可能出现的并发症和风险，以便能够做出知情的决策。虽然手术团队会尽力减少风险，但患者和家属仍然需要知道可能的风险并知道如何应对。这种信息的透明性有助于建立信任，同时也使患者有机会提出问题和担忧，以便在手术前做出明智的决策。

术前教育涵盖了麻醉选择的内容。患者需要了解不同类型的麻醉选项，包括全身麻醉、局部麻醉和镇静麻醉等，以及它们的风险和效果。患者和家属需要与麻醉医生进行详细的讨论，以选择最适合患者个体情况的麻醉方式。这种个性化的决策有助于提高手术的安全性和成功率，同时也使患者在手术前感到更加自信和安心。患者和患者家属的术前教育在外科手术过程中具有关键性的作用。这种教育不仅可以减少患者的焦虑，提高手术的成功率，还可以帮助患者更好地参与决策和主动管理自己的健康。术前教育内容包括手术过程的相关信息、术后护理、可能的并发症和风险，以及麻醉选择。通过充分的术前教育，可以提高患者的满意度和康复率，同时也有助于建立信任和合作关系，为患者提供最佳的医疗护理。这种教育应该是医疗护理中的标准实践，以确保患者得到全面的关怀和支持。

（三）麻醉和用药

患者的麻醉选择在手术过程中至关重要，它需要根据手术类型和患者的健康状况来进行个性化的决策。同时，术前用药的管理也是确保患者在手术中无痛苦和安全的重要环节。这一切都需要一个高度协调和专业的麻醉团队来实现，他们的工作不仅仅是为患者提供无痛手术，还包括监测患者的生命体征，确保麻醉的安全和有效。患者的麻醉选择需要根据手术类型和患者的健康状况进行个性化的决策。不同类型的手术可能需要不同类型的麻醉。例如，一些小型手术可以选择局部麻醉，而大型手术可能需要全身麻醉。患者的健康状况也会影响麻醉选择。患者有潜在的心血管问题、呼吸问题或其他慢性疾病时，麻醉选择需要更加谨慎，可能需要特殊的监测和管理。

麻醉团队在这一过程中发挥着关键的作用。麻醉团队通常包括麻醉医生、麻醉护士和麻醉技师。他们共同评估患者的病史和健康状况，为患者选择合适的麻醉方法。麻醉医生负责制订麻醉计划，并监督麻醉的管理。麻醉护士负责准备麻醉设备和药物，监测患者的生命体征，并提供麻醉后护理。麻醉技师则协助麻醉医生和护士，确保麻醉设备正常运作。麻醉团队的协作和专业知识对于确保患者在手术中无痛苦和安全至关重要。术前用药的管理也是麻醉团队的一个关键职责。在手术前，患者通常需要接受一定的药物，以准备他们进入手术室。这些药物可能包括麻醉药、止痛药、镇静剂等。麻醉团队需要确保这些药物的管理是精确和安全的，以避免患者在手术前出现不适或并发症。

在手术中，麻醉团队负责监测患者的生命体征，包括心率、呼吸、血压和氧饱和度等。他们必须随时准备应对任何突发情况，如过度麻醉、过敏反应或心血管事件。麻醉团队的专业知识和技能使他们能够迅速采取措施，确保患者的安全。除了在手术中提供麻醉，麻醉团队还负责患者的麻醉后护理。在手术结束后，患者通常需要一段时间来从麻醉中恢复。麻醉护士和麻醉医生会监测患者的恢复过程，确保他们没有并发症，并提供必要的支持和药物，以确保患者的舒适和安全。患者的麻醉选择需要根据手术类型和患者的健康状况来进行个性化的决策。麻醉团队的协作和专业知识对于确保患者在手术中无痛苦和安全至关重要。他们不仅在麻醉管理方面发挥关键作用，还在术前用药的管理、术后麻醉监测和恢复过程中提供支持。麻醉团队的工作不仅仅是为患者提供无痛手术，更是为了确保患者的整体安全和福祉。

二、手术室的准备工作

（一）设备和器械准备

手术室内的设备、器械和仪器的准备工作是外科手术过程中至关重要的环节，它们直接关系到手术的成功和患者的安全。这一准备工作包括无菌技术的应用、器械清洁和包装等多个方面，旨在确保手术室维持无菌环境，防止感染，并提供最佳的手术条件。无菌技术是手术室内的基本原则之一，对于手术的成功至关重要。无菌技术包括一系列严格的操作规程，旨在防止微生物的传播和污染手术区域。手术室人员，包括外科医生、护士和技术员，必须遵循无菌技术的指南，穿戴无菌手套和衣物，使用无菌巾和物品，以及避免触摸非无菌物体。手术室内的空气质量也需要控制，通常通过使用高效过滤器和通风系统来维持无菌环境。这些措施有助于减少感染的风险，提高手术的成功率。器械清洁是手术室准备工作的重要组成部分。所有在手术室中使用的器械和设备都必须经过严格的清洁和消毒过程，以确保它们处于无菌状态。清洁过程通常包括手工清洁和自动清洗，使用专门的清洁剂和消毒剂，以去除污垢、血液和细菌。清洁后，器械通常会被包装或装入容器中，以保持无菌状态，并在需要时方便取用。清洁和消毒过程需要严格遵循标准化的操作程序，以确保器械的质量和无菌性。

　　器械包装也是手术室准备的重要环节。一旦器械经过清洁和消毒，它们需要正确包装以保持无菌状态。包装通常使用特殊的包装材料，如无菌包或塑料袋，并使用热封或自封器械进行密封，以防止任何污染进入。包装的过程需要在无菌环境下进行，确保器械在手术开始时仍然是无菌的。正确包装的器械和设备可以方便地在手术过程中取用，并提供了额外的层次来保护无菌性。手术室内的设备、器械和仪器的准备工作对于手术的成功至关重要。无菌技术的应用、器械清洁和包装等多个方面都有助于维持手术室的无菌环境，防止感染并提供最佳的手术条件。这些准备工作需要严格遵循标准化的操作规程，确保患者在手术过程中得到最高水平的护理和安全保障。因此，手术室内的准备工作应该得到高度的重视和执行，以确保手术的顺利进行和患者的康复。

（二）外科手术团队准备

　　外科手术是一个高度复杂的过程，成功的关键之一是外科团队、麻醉团队和护理团队之间的协作和沟通。每个团队成员都有各自的职责和角色，以确保手术顺利进行，并且必须具备应对紧急情况的计划。在手术中，各团队之间的紧密协作和有效沟通是至关重要的，有助于提高手术的安全性和成功率。外科团队是手术的核心，包括外科医生、助手和护士。外科医生负责执行手术，制订手术计划，操作患者并解决手术中的问题。外科护士负责准备手术室、协助医生、提供手术器械和药物，以及记录手术过程。外科助手也起着关键作用，协助医生操作和处理器械，确保手术顺利进行。外科团队的协作是手术成功的基础，他们必须清晰地了解各自的职责和角色，以确保手术进行得井然有序。

　　麻醉团队负责管理患者的麻醉，并确保患者在手术过程中不感到疼痛或不适。麻醉医生负责评估患者的麻醉需求，选择合适的麻醉药物和技术，并监测患者的生命体征。麻醉团队必须与外科团队密切协作，确保麻醉的时机和效果是符合手术需要的。他们还必须具备处理麻醉相关紧急情况的技能和知识，以应对可能出现的并发症。护理团队在手术室内和手术后负责患者的护理。手术室护士负责准备患者，确保患者的身体条件适合手术，提供必要的支持和监测。手术后，恢复室护士接管患者，确保他们在麻醉效果消退后恢复正常，并提供术后护理。护理团队必须与外科团队和麻醉团队协作，分享患者的情况和需要，以确保患者得到全面的护理。

紧急情况是手术中可能发生的突发状况，需要各团队成员迅速响应。每个团队成员都必须清楚了解紧急情况的应对计划，包括如何通知其他成员、采取什么措施和使用什么设备。外科团队可能需要应对手术相关的问题，如出血或器械失效。麻醉团队可能需要应对麻醉相关的紧急情况，如麻醉过量或呼吸困难。护理团队也可能需要应对术后并发症，如过度出血或呼吸窘迫。在紧急情况下，团队成员的迅速协作和有效沟通至关重要，可以拯救生命并减少手术的风险。外科手术是一个复杂的过程，需要外科团队、麻醉团队和护理团队之间的协作和沟通。每个成员都有各自的职责和角色，以确保手术顺利进行，并且必须具备应对紧急情况的计划。紧密协作和有效沟通有助于提高手术的安全性和成功率，同时也保护了患者的安全和健康。这种团队协作和协调应该是医疗护理中的标准实践，以确保患者获得最佳的医疗护理。

（三）患者接送和定位

患者的手术室接送和定位程序是外科手术过程中的重要环节，直接关系到患者的安全和手术的成功。这一过程需要高度协作的手术室团队，他们的任务是确保患者安全地从病房或术前准备区域转移到手术床上，并在手术中将患者定位到正确的位置。手术室接送是确保患者安全转移至手术室的关键步骤。通常，患者会在术前准备区域或病房接受准备工作，如身体清洁、麻醉前评估等。接着，患者需要被转移到手术室，这通常涉及将患者从床上移动到手术床上。这一过程需要护士、麻醉师、外科医生和手术室护士的协作。护士通常会检查患者的身份和手术部位，以确保患者被正确识别。麻醉师会评估患者的麻醉状态，并在需要时开始麻醉。外科医生和手术室护士会确保患者的安全转移至手术床，并协助定位患者。

患者的定位是手术的关键步骤之一。在手术中，患者的身体位置必须准确，以确保外科医生能够顺利进行手术，并最大限度地减少手术风险。患者的定位可能因手术部位和类型而异。例如，在腹部手术中，患者通常需要位于仰卧位，而在脊柱手术中，可能需要采用俯卧位。定位的准确性对于手术的成功和患者的安全至关重要。手术室团队的配合对于确保患者的安全和舒适至关重要。护士、麻醉师、外科医生和手术室护士必须紧密协作，以确保患者的顺利转移和准确定位。这需要沟通和协调，以确保每个团队成员理解自己的角色和责任。护士需要协助患者的安全转移，麻醉师需要确保麻醉的安全和有效，外科医生需要指导定位过程，手术室护士需要提供支持和器械。只有通过团队的高效协作，患者的安全和手术的成功才能得到保障。

手术室团队还需要密切关注患者的生命体征。在转移和定位过程中，患者可能会经历一些生理变化，如心率和血压的波动。麻醉师和手术室护士需要监测这些生命体征，并及时采取必要的措施，以确保患者的稳定。这需要团队成员具备快速决策和行动的能力，以应对可能出现的意外情况。患者的手术室接送和定位程序是外科手术中不可或缺的环节，它直接关系到患者的安全和手术的成功。这一过程需要高度协作的手术室团队，他们必须紧密协作，确保患者安全地从病房或术前准备区域转移到手术床上，并在手术中将患者准确定位。团队的协作、沟通和专业知识对于保障患者的安全和舒适至关重要。只有通过团队的协作，患者的手术体验才能得到最大程度的优化，同时确保手术的成功。

第二节　外科手术中的操作技巧

一、外科手术操作技巧的基础

（一）手部卫生与手术场地准备

在外科手术中，手部卫生是维护患者安全和减少感染风险的至关重要的措施之一。外科医生和护士必须严格遵守手部卫生的标准操作程序，包括彻底的手部洗涤和消毒。手术场地的准备和维护也至关重要，以确保手术器械和环境的清洁度和无菌状态。手部卫生在外科手术中具有关键性的地位。外科医生和护士的手可能携带有细菌和病原体，因此必须经过严格的清洁和消毒。手部卫生的过程通常分为两个阶段，手部洗涤和手部消毒。手部洗涤通常使用肥皂和温水进行，持续约 2min，以去除手部的污垢、细菌和病原体。接下来，手部消毒使用酒精或其他消毒剂，以杀灭剩余的细菌和病原体。这一过程需要严格遵守规定的时间和方法，以确保手部卫生的有效性。

手部卫生的目的是减少手术感染的风险。手术感染是外科手术中常见但严重的并发症之一，可能导致患者的疾病恶化、术后并发症和延长住院时间。通过彻底的手部卫生，可以最大限度地减少手术室人员手部上的微生物负荷，从而降低感染的概率。这对于保护患者的安全和提高手术成功率至关重要。手术场地的准备和维护同样重要。手术室必须经过严格的准备和清洁，以确保手术器械和环境的清洁度和无菌状态。手术室的准备包括清除多余的物品、清洁表面、更换床单等。所有这些步骤都是为了减少潜在的污染源，保持手术室的清洁和有序。无菌技术在手术室的维护中起着关键作用。无菌技术是一种用于防止微生物污染的特殊操作方法，包括无菌巾的使用、器械的包装和无菌场地的维护。外科医生和护士必须在无菌操作下进行手术，以确保手术器械和手术环境的无菌性。无菌技术的应用涉及穿戴无菌手套、使用无菌巾和保持手术区域的清洁。这有助于减少感染的风险，提高手术的安全性和成功率。

维护手术场地的清洁度和无菌状态是医疗团队的共同责任。外科医生、护士和技术员必须密切合作，确保手术室的准备和维护符合严格的标准和操作规程。这需要高度的专业知识和团队协作，以确保患者在手术过程中受到最佳的护理和保护。手术室内的手部卫生和手术场地的准备和维护是外科手术成功的关键因素之一。通过彻底的手部卫生，可以减少感染的风险，保护患者的安全。同时，无菌技术的应用和手术场地的无菌维护有助于确保手术器械和环境的清洁度和无菌状态，提高手术的安全性和成功率。医疗团队必须严格遵守操作规程，密切合作，以确保患者获得最佳的外科护理。

（二）解剖学知识与手术计划

外科医生是医疗团队中的重要成员，他们必须具备深入的解剖学知识，了解人体器官和结构的位置和功能。这些知识对于手术的成功至关重要，因为医生需要在手术过程中准确地操作和处理患者的组织和器官。在手术前，医生需要仔细制订手术计划，包括手术切口的选择、器械的选择以及可能的并发症的预防和处理方法。解剖学知识是外科医生的基础。外科医生必须详细了解人体的解剖结构，包括各个器官的位置、形状、大小和功能。这种知识使医生能够准确识别和定位患者的问题，同时避免损伤周围的正常组织。例如，在腹部手术中，医生必须知道肝脏、胰腺、胃等器官的确切位置，以便进行准确的切口和操作。解剖学知识还有助于医生识别和处理异常结构或变异，确保手术的顺利进行。手术计划对于手术的成功至关重要。在手术前，医生必须仔细考虑手术的每一个细节，包括手术切口的选择和位置。不同类型的手术可能需要不同的切口，医生必须根据患者的情况和手术目标来选择最合适的切口。手术计划还包括器械和设备的选择，医生必须确保使用适当的工具来完成手术任务。医生必须考虑可能的并发症和风险，并制订预防和处理计划。例如，在心脏手术中，医生必须准备好处理可能的出血、心律失常或器官功能不全等问题。

手术计划还包括团队协作和沟通。外科医生必须与麻醉医生、护士和其他医疗团队成员密切合作，确保每个人了解手术的目标和流程。这种协作有助于确保手术过程的协调和顺利进行，减少误操作和并发症的风险。医生还必须与患者和患者家属进行有效的沟通，解释手术的目的、风险和预期结果，以便患者能够做出知情的决策。解剖学知识和手术计划也有助于医生在手术中迅速应对意外情况。尽管手术计划可以提前准备，但手术过程中可能会出现不可预测的情况。医生必须根据其深入的解剖学知识和临床经验来做出迅速而明智的决策，以处理突发状况，保护患者的安全和健康。外科医生必须具备深入的解剖学知识，了解人体器官和结构的位置和功能，以确保手术的准确性和成功性。在手术前，医生需要仔细制订手术计划，包括手术切口的选择、器械的选择以及可能的并发症的预防和处理方法。这些知识和计划的重要性不能被低估，它们是手术的基础和关键，有助于提高患者的安全和康复率。外科医生在手术前的准备工作是手术成功的第一步，也是对患者健康的责任和承诺。

（三）操作器械的熟练使用

外科手术是一项高度复杂的医疗过程，需要使用各种操作器械，包括手术刀、钳子、缝合线等。外科医生和护士必须熟练掌握这些器械的使用技巧，以确保手术过程的顺利进行。操作器械的正确使用不仅有助于手术的成功，还可以减少术后并发症的风险，提高患者的康复率。操作器械在外科手术中的重要性不可低估。手术刀、钳子、缝合线等工具是外科医生和护士的主要工作工具，它们用于切割、修复、缝合和处理组织和器官。这些器械的正确使用直接关系到手术的成功和患者的安全。外科医生必须精确掌握手术刀的切割技巧，以避免误伤周围的结构。钳子的使用需要精细的操作，以确保准确抓取和处理组织。缝合线的正确选择和技巧影响着伤口的愈合和外观。因此，操作器械的熟练运用对于手术的顺利进行至关重要。操作器械的正确使用有助于减少术后并发症的风险。手术过程中，如果操作不当或使用不当的器械，可能会导致术后出血、感染、伤口裂开等并发症的发生。例如，如果手术刀的切割不精确，可能会损伤血管或神经，导致出血或感觉丧失。如果钳子的使用不准确，可能会导致组织断裂或器官破裂。因此，外科医生和护士必须确保他们在手术中正确使用器械，以最大限度地减少术后并发症的风险，提高患者的康复率。

操作器械的正确使用需要高度的专业知识和技能。外科医生和护士必须接受系统的培训和教育，以熟悉各种器械的类型、功能和使用方法。他们需要了解每种器械的适用场景，以及如何选择和维护这些器械。他们还需要不断练习和积累经验，以提高自己的技能水平。只有通过不断的学习和实践，外科医生和护士才能在手术中确保器械的正确使用。在手术室中，团队协作也是确保操作器械正确使用的关键因素。外科医生、护士、麻醉师和手术室技师必须密切合作，以确保手术过程的协调和顺利进行。沟通和协作对于确保器械的正确选择和使用至关重要。例如，外科医生可能需要与护士协商关于缝合线的选择和技巧，以确保伤口的合适缝合。麻醉师需要与外科医生和护士协调，以确保患者在手术中的麻醉状态是适当的。手术室技师需要提供器械和设备，确保它们在手术中的正常运作。只有通过紧密的团队协作，操作器械的正确使用才能得到保障。

操作器械在外科手术中的正确使用对于手术的成功和患者的安全至关重要。它有助于减少术后并发症的风险，提高患者的康复率。操作器械的正确使用需要外科医生和护士具备高度的专业知识和技能，需要团队协作和沟通，以确保手术过程的协调和顺利进行。只有通过持续的培训、实践和团队协作，才能保证操作器械在外科手术中的正确使用。这对于提供高质量的医疗护理和保护患者的安全是至关重要的。

二、外科手术中的高级操作技巧

（一）创面管理与伤口缝合

外科手术后的伤口管理和缝合技术对于患者的康复和预防感染至关重要。外科医生和护士在这一阶段的工作需要极高的技术水平和细心，以确保伤口清洁、无菌，并促进伤口的愈合。伤口管理是外科手术后不可或缺的重要环节。伤口管理包括对手术伤口的清洁、照料和监测。清洁伤口是为了去除伤口表面的任何污垢、血液或分泌物，以减少感染的风险。清洁伤口通常使用无菌生理盐水或其他适当的洗涤剂进行，外科医生和护士必须确保伤口周围的皮肤也保持清洁。清洁后，伤口需要进行适当的覆盖和保护，以防止细菌的进入。无菌技术在伤口管理中也非常重要。外科医生和护士必须穿戴无菌手套，并在清洁伤口时遵循严格的无菌操作规程。这包括使用无菌器械和无菌巾，确保任何接触伤口的物品都没有污染。无菌技术的应用可以最大限度地减少感染的风险，有助于伤口的愈合。

缝合技术是伤口管理的关键组成部分。外科医生需要使用缝合线和针来将伤口的边缘连接在一起，以促进伤口的愈合。缝合技术要求精细的手眼协调和耐心，因为医生必须确保缝合线的每一针都准确而均匀，以避免不必要的张力或损伤。不同类型的伤口可能需要不同类型的缝合技术，如单层缝合、多层缝合或特殊缝合技术（如皮下缝合或皮肤黏合剂）。伤口的愈合过程是一个复杂的生物学过程，包括炎症、增生和重建阶段。缝合技术的正确应用有助于将伤口的边缘对齐，并促进愈合。医生必须选择适当的缝合线材料和技术，以考虑伤口的类型、位置和患者的个体差异。缝合线的移除时间也需要根据伤口的愈合进展来确定，以确保最佳的结果。

伤口管理的监测也是至关重要的。外科医生和护士需要定期检查伤口，评估愈合的进展，并及时采取必要的措施，如缝线的拆除或进一步的处理。任何异常或感染的迹象都应该立即报告给医疗团队，以便采取适当的治疗措施。外科手术后的伤口管理和缝合技术对于患者的康复和预防感染至关重要。伤口管理包括伤口清洁、无菌技术的应用和缝合技术的精确操作。医生和护士必须以高度的专业技能和关注细节的态度来执行这些任务，以确保患者得到最佳的护理和伤口愈合。通过正确的伤口管理和缝合技术，可以最大限度地减少感染的风险，促进伤口的愈合，提高患者的康复和满意度。

（二）引流管和导管的管理

在一些外科手术中，引流管和导管的使用是必不可少的，它们用于排除体内积液、血液或其他物质，以维护患者的生命和健康。外科医生和护士需要掌握这些管道的插入和管理技巧，以确保它们正常运作，防止感染和其他并发症的发生。引流管和导管在外科手术中的重要性不可低估。它们用于排除体内积液、血液或其他分泌物，以确保手术区域的清洁和干燥，从而促进伤口愈合和防止感染的发生。引流管和导管还可用于监测患者的生命体征，如血压、心率和氧饱和度，以确保患者的稳定。在某些情况下，引流管和导管还可以用于输送药物、营养液或氧气，以满足患者的特殊需要。外科医生和护士需要掌握正确的插入技巧。这包括选择合适的管道类型和尺寸，确保插入点的清洁和无菌，以及正确的插入深度和位置。错误的插入可能会导致感染、出血或器官损伤等严重问题。因此，医疗专业人员必须接受专门培训，以确保他们具备正确的插入技巧，并能够安全地操作这些管道。一旦引流管和导管插入，医疗专业人员必须对其进行有效的管理。这包括定期检查管道的通畅性和功能，以确保它们正常运作。如果发现问题，必须及时采取措施，修复或更换管道，以避免并发症的发生。管道必须保持清洁和无菌，以减少感染的风险。医疗专业人员必须定期更换导管周围的敷料，并定期清洁和消毒管道以防止细菌感染。

患者的监测也是管道管理的重要部分。医疗专业人员必须密切监测患者的生命体征，并记录相关数据。如果出现异常情况，必须迅速采取行动，调整管道或调整治疗方案，以确保患者的安全和稳定。医疗专业人员还必须与患者和家属进行有效的沟通，解释管道的目的和功能，以及可能的并发症和风险。外科医生和护士必须具备处理管道相关并发症的能力。尽管已采取了各种预防措施，但有时仍然可能发生问题，如感染、堵塞或泄漏。在这种情况下，医疗专业人员必须迅速采取适当的措施，包括抗感染治疗、重新插入管道或更换管道等，以避免进一步的并发症和危害患者的健康。引流管和导管在外科手术中起着至关重要的作用，用于排除体内积液、血液或其他物质，以维护患者的生命和健康。外科医生和护士必须掌握正确的插入技巧，进行有效的管理，确保其正常运作，防止感染和其他并发症的发生。管道的选择、插入、管理和监测是外科医疗中不可或缺的部分，它们直接关系到患者的安全和康复。因此，医疗专业人员必须接受专门培训，以确保他们具备必要的技能和知识，能够安全地操作和管理这些管道。

（三）急危重症患者的处理

在一些外科手术中，患者可能会突然出现急危重症情况，如大出血、心脏停搏等，这些情况需要外科医生和护士迅速而有效地应对，进行心肺复苏、止血和其他紧急护理措施，以挽救患者的生命。这一过程要求医护团队具备高度的应急反应能力和专业知识，以应对各种可能的急危重症情况。大出血是一种可能在外科手术中发生的急危重症情况。出血可能由手术中的切口破裂、血管破裂或凝血障碍等原因引起。当出现大出血时，外科医生和护士必须立即采取措施来止血。这可能包括使用缝合线缝合受伤的血管或组织，使用止血剂来凝血血液，或者在必要时进行血管结扎手术。同时，护士需要监测患者的生命体征，如心率、呼吸和血压，以及血红蛋白和血氧饱和度水平，以评估出血的严重程度和患者的整体状况。心脏停搏是另一种可能发生的急危重症情况。这可能由心律失常、心肌梗死或其他心脏问题引起。在心脏停搏的情况下，外科医生和护士需要迅速进行心肺复苏（CPR）。CPR包括胸外按压和人工呼吸，以恢复心脏的正常跳动和维持氧气供应。同时，护士需要准备心脏除颤器，并与医生协同工作，以进行电除颤以恢复正常的心律。心脏停搏的抢救是一项高度紧急的任务，每一分钟的延迟都可能影响患者的生存机会，因此外科医生和护士必须在此情况下表现出高度的冷静和专业知识。

其他急危重症情况可能包括呼吸困难、严重的过敏反应、气管堵塞等。外科医生和护士必须具备广泛的急救知识和技能，以应对不同类型的急危重症情况。他们需要迅速评估患者的症状和体征，制订相应的护理计划，并采取适当的抢救措施。他们还需要与其他医疗团队成员协作，如麻醉医生、麻醉护士和手术室技师，以确保全面的急救措施得以实施。在急危重症情况下，时间是生命。外科医生和护士需要快速而决断地采取行动，以挽救患者的生命。这要求他们在应对各种急危重症情况时都具备高度的专业素养和丰富的临床经验。团队协作也至关重要，医护团队的密切合作可以提高应对急危重症情况的效率和成功率。在外科手术中，急危重症情况可能随时发生，外科医生和护士必须迅速而有效地应对，进行心肺复苏、止血和其他紧急护理措施，以挽救患者的生命。他们需要具备广泛的急救知识和技能，以应对不同类型的急危重症情况。团队协作和高度的应急反应能力对于确保患者的安全和生存至关重要。只有通过医护团队的合作和专业知识，才能在急危重症情况下提供高质量的医疗护理。

第三节 外科手术中的感染控制与安全措施

一、外科手术中的感染控制措施

（一）无菌技术

无菌技术是外科手术中至关重要的原则之一，它的应用可以有效地防止手术部位感染，维护患者的安全和手术的成功。无菌技术涵盖了手术室内的无菌场景、无菌着装和无菌器械处理等多个方面，下面将详细介绍这些原则以及它们在外科手术中的重要性。无菌场景是无菌技术的核心之一。手术室必须维持无菌的环境，以防止微生物的进入和感染手术部位。为了创建无菌场景，手术室通常会采取一系列措施，包括密封房间、使用高效过滤器的通风系统、定期的空气质量监测以及限制手术室人员的出入。所有这些措施旨在减少悬浮在空气中的微生物数量，保持手术室的无菌状态。无菌着装是无菌技术的另一个关键方面。外科医生、护士和技术员必须穿戴特殊的无菌着装，以避免将细菌和病原体引入手术区域。无菌着装通常包括无菌手套、无菌帽子、无菌面罩和无菌外科服。这些装备必须在无菌环境中穿戴，并在手术过程中严格遵循穿戴和脱除的程序，以防止污染。无菌器械处理也是无菌技术的重要组成部分。所有在手术室中使用的器械和设备都必须经过严格的清洁、消毒和包装过程，以确保它们处于无菌状态。清洁和消毒器械通常涉及使用专门的清洁剂和消毒剂，以去除污垢、血液和细菌。清洁后，器械通常会被包装或装入容器中，以保持无菌状态，并在需要时方便取用。这些步骤必须按照标准化的操作规程执行，以确保器械的质量和无菌性。

无菌技术对于防止手术部位感染至关重要。手术部位感染是外科手术中常见但严重的并发症之一，可能导致患者的疾病恶化、术后并发症和延长住院时间。通过严格遵守无菌技术的原则，可以最大限度地减少手术室内的微生物负荷，降低感染的概率。这对于保护患者的安全和提高手术的成功率至关重要。无菌技术是外科手术中的关键原则之一，它包括手术室内的无菌场景、无菌着装和无菌器械处理等多个方面。无菌技术的应用可以有效地防止手术部位感染，维护患者的安全和手术的成功。医疗团队必须密切合作，严格遵守无菌技术的原则，以确保患者在手术过程中受到最佳的护理和保护。通过正确的无菌技术，可以为患者提供安全的外科护理，并减少感染风险，促进手术的成功和康复。

（二）患者皮肤准备

患者皮肤准备是外科手术中至关重要的一部分，它涉及洗净和消毒手术部位，以及采取措施来防止细菌进入手术切口。正确的皮肤准备可以显著减少手术感染的风险，从而提高手术的成功率和患者的康复。本文将详细探讨患者皮肤准备的步骤和重要性。患者皮肤准备的第一步是洗净手术部位。这通常包括患者身体上将要进行手术的区域，需要将其清洁干净，以去除污垢、细菌和其他污染物。清洁手术部位的常用方法是使用温水和皂液，轻轻擦拭皮肤表面，然后用干净的毛巾或纱布将其擦干。在清洁过程中，应特别注意皮肤皱褶和隐蔽的区域，因为这些地方容易藏匿细菌和污垢。

清洁后，第二步是消毒手术部位。消毒是将杀菌剂应用到皮肤上，以杀灭或抑制皮肤表面的细菌。消毒剂通常包括碘酒、酒精、氯己定和氯化钠等。消毒过程需要按照特定的步骤和时间来进行，以确保有效杀灭细菌。医疗专业人员必须遵守正确的消毒程序，涂抹消毒剂并在规定的时间内等待其发挥作用。消毒的方法通常分为两种主要类型，即前期消毒和刷洗消毒。前期消毒是在手术前将消毒剂涂抹在手术部位上，然后等待一段时间以确保其杀菌效果。刷洗消毒是使用刷子或海绵来涂抹和擦洗消毒剂，以更彻底地清洁皮肤并杀灭细菌。选择哪种方法取决于手术的性质和手术部位的具体情况。

除了洗净和消毒手术部位，还需要采取其他措施来防止细菌进入手术切口。这包括使用无菌技术和器械，确保所有用于手术的工具和设备都是无菌的。外科医生和护士必须穿戴无菌手套和外科口罩，以避免呼吸道和皮肤的细菌进入手术区域。手术室环境也必须保持清洁，通过定期清洁和消毒手术室内的表面和设备来减少细菌的存在。正确的皮肤准备对于减少手术感染的风险至关重要。手术感染可能导致严重的并发症，延长患者的住院时间，增加医疗成本，甚至危及患者的生命。通过清洁和消毒手术部位，可以最大限度地减少细菌的存在，降低感染的概率。采取无菌技术和器械，以及维持手术室环境的清洁，也是预防感染的关键措施。患者皮肤准备是外科手术中不可或缺的步骤，它包括洗净和消毒手术部位，以及采取措施来防止细菌进入手术切口。正确的皮肤准备可以显著减少手术感染的风险，提高手术的成功率和患者的康复。医疗专业人员必须遵守正确的准备程序和无菌技术，以确保患者在手术中获得最佳的护理和安全。通过这些措施，可以有效地保护患者的健康，减少医疗风险，提高手术的质量。

（三）消毒和灭菌

手术器械、设备和器械的消毒和灭菌程序在外科手术中扮演着至关重要的角色，它们是感染控制的基本环节。这些程序的正确实施可以确保手术过程中器械的安全性，有效地预防了术后感染的风险。下面将探讨消毒和灭菌的重要性以及这些程序的基本原理和实施过程。消毒和灭菌的重要性不可低估。外科手术是一项高风险的医疗过程，涉及对患者体内组织的操作，因此要求所有与手术相关的器械、设备和器械都必须是无菌的。如果这些器械未经有效的消毒和灭菌，可能会引入病原体，导致术后感染，严重威胁患者的生命。感染不仅会延长康复时间，还可能导致严重的并发症和医疗费用的增加。因此，消毒和灭菌程序是确保手术安全性和患者健康的关键步骤。

消毒和灭菌的基本原理是通过杀死或去除器械表面的微生物，以确保器械是无菌的。消毒是指使用化学物质（如消毒剂）来杀死或去除表面的细菌、病毒和真菌。消毒程序通常用于对于器械的清洁和消毒，以去除表面的可见污垢和微生物。然而，对于一些器械，如手术刀和钳子，可能需要更高级别的消毒，如高级消毒或灭菌。灭菌是指通过使用物理或化学方法来完全杀死或去除器械表面的所有微生物，包括孢子。灭菌程序通常用于对于外科器械的处理，以确保它们是无菌的。最常见的灭菌方法之一是蒸汽灭菌，通过高温蒸汽杀死细菌、病毒和孢子。另一种常见的方法是干热灭菌，通过高温干热杀死微生物。还有一些化学方法，如乙烯氧化灭菌，利用气体杀死微生物。

消毒和灭菌程序的实施过程需要严格遵循一定的协议和标准。器械在使用前必须经过清洁和去污的过程，以去除可见的污垢和污染物。然后，器械需要被放置在专门设计的消毒或灭菌设备中，以进行处理。消毒和灭菌设备必须经过验证和校准，以确保它们能够提供足够的杀菌效果。消毒和灭菌的时间、温度和湿度等参数也必须得到精确控制，以保证程序的有效性。器械在处理后需要储存在无菌的环境中，以防止再次受到污染。医疗机构必须建立严格的存储和包装程序，以确保器械在使用前仍然是无菌的。消毒和灭菌程序的质量控制是必不可少的，医疗机构必须定期检查和验证这些程序的有效性，并记录相关的数据以供追溯。

消毒和灭菌程序是外科手术中感染控制的基本环节，它们的正确实施可以确保手术过程中器械的安全性，有效地预防了术后感染的风险。消毒和灭菌的原理是通过杀死或去除器械表面的微生物，以确保器械是无菌的。这些程序需要严格的协议、标准和质量控制，以保证其有效性和可靠性。只有通过正确的消毒和灭菌程序，才能确保手术过程的安全性和患者的健康。这对于提供高质量的医疗护理和预防感染是至关重要的。

二、外科手术中的安全措施

（一）手术团队的协作

外科手术是一个高度复杂的过程，要求医疗团队中的各个成员密切合作，确保患者的安全和手术的成功。团队协作原则在外科手术中至关重要，包括沟通、协调和责任划分等方面，每个团队成员都对手术的安全性和顺利进行负有重要责任。沟通是团队协作的基础。在外科手术中，团队成员之间必须保持畅通的沟通渠道，确保信息的准确传递和理解。这包括口头和书面沟通，以及使用标准化的术语和符号。医疗团队中的不同成员，包括外科医生、护士、麻醉师、外科技术员和麻醉护士，都必须能够有效地与彼此沟通，分享关键信息、患者的状况和手术计划等。团队成员应该倾听和尊重彼此的意见和建议，以促进良好的团队协作氛围。

协调是团队协作的另一个重要方面。外科手术涉及多个步骤和程序，需要团队成员之间的协调和协作。外科医生、护士和技术员必须密切合作，确保手术室内的设备和器械准备就绪，患者得到适当的麻醉和定位，手术过程进行顺利，伤口得到适当的处理和缝合，以及术后的护理得到妥善安排。协调要求团队成员具有高度的组织能力和时间管理技能，以确保每个步骤都按计划进行。

责任划分也是团队协作的重要原则。每个团队成员都有明确的职责和角色，他们必须清楚自己的任务和职责，并在手术过程中履行这些职责。责任划分有助于避免混淆和错误，确保每个步骤都得到适当的处理。外科医生通常负责手术本身，麻醉师负责患者的麻醉，护士负责患者的护理和伤口管理，外科技术员负责器械和设备的准备和操作，麻醉护士负责监测患者的麻醉状态。责任划分还有助于提高每个团队成员的专业性和效率。每个团队成员对手术的安全性和顺利进行都有重要责任。外科手术是一个高风险的过程，可能涉及潜在的并发症和风险，如感染、出血和器官功能障碍等。团队协作的原则，特别是沟通、协调和责任划分，有助于降低这些风险，提高手术的安全性和成功率。每个团队成员必须高度关注细节，严格遵守操作规程，诚实地报告任何问题，并积极参与团队的讨论和决策，以确保患者得到最佳的外科护理和保护。

团队协作原则在外科手术中起着至关重要的作用。沟通、协调和责任划分等原则有助于确保医疗团队的有效合作，降低手术风险，提高手术的安全性和成功率。每个团队成员都对患者的安全负有重要责任，应该积极参与团队协作，以确保患者得到最佳的护理和治疗。通过团队协作，可以为患者提供安全、高质量的外科护理，提高手术的成功率和患者的康复。

（二）麻醉管理

麻醉管理和监控是外科手术中的关键环节，旨在确保患者在手术过程中安全且舒适。麻醉团队的专业性和紧密合作至关重要，以有效地实施和监控麻醉，保护患者的生命和健康。本文将详细探讨麻醉管理和监控的重要性，以及麻醉团队的职责和协作。麻醉管理的目标是确保患者在手术期间没有疼痛和不适，同时保持生命体征的稳定。为了实现这一目标，麻醉团队必须选择适当的麻醉方法和药物，并根据患者的病史、手术类型和个体需要来制订个性化的麻醉计划。不同类型的麻醉包括全身麻醉、局部麻醉和腰椎麻醉，每种方法都有其适用的情况和风险。麻醉团队必须在确保患者安全的前提下选择最合适的麻醉方法，并根据需要进行调整。

麻醉的管理需要精确计量和控制麻醉药物的用量。麻醉药物的过量或不足都可能导致严重的并发症，包括呼吸困难、心律失常和过度镇静。因此，麻醉团队必须根据患者的体重、年龄和健康状况来计算适当的麻醉剂量，并根据患者的生命体征和临床症状来调整麻醉水平。监测患者的血压、心率、呼吸频率、氧饱和度和二氧化碳浓度等生命体征是麻醉管理的重要组成部分，有助于及时发现和处理问题。麻醉团队的专业性和紧密合作对于成功管理麻醉至关重要。麻醉团队通常由麻醉医生和麻醉护士组成，他们必须密切协作，共同确保患者的安全和舒适。麻醉医生负责评估患者的麻醉需求，选择合适的麻醉方法和药物，并监控患者的麻醉深度和生命体征。麻醉护士协助医生进行麻醉过程，提供支持和监测，确保患者的麻醉状态得到适当管理。麻醉团队还必须与外科医生、护士和其他医疗团队成员紧密合作，共同协调手术过程和应对突发情况。麻醉监控是麻醉管理的重要组成部分。现代医疗设备和技术允许麻醉团队实时监测患者的生命体征和麻醉深度。例如，监测设备可以连续监测患者的血氧饱和度、心电图、呼吸和血压，发现异常情况并及时采取措施。监控麻醉深度的仪器可以帮助医生确保患者处于适当的麻醉状态，避免过度或不足的麻醉。

麻醉管理和监控对于患者的安全和手术的成功至关重要。通过选择适当的麻醉方法和药物，精确计量和控制麻醉剂量，监测生命体征和麻醉深度，以及确保麻醉团队的专业性和紧密合作，可以最大限度地减少手术中的风险，提高手术的质量和患者的满意度。麻醉团队的责任是保护患者的生命和健康，他们的工作对于整个手术过程的成功至关重要。因此，麻醉管理和监控应该受到高度重视，医疗专业人员必须接受专门培训和持续教育，以保持其专业水平和技能。通过这些措施，可以确保患者在手术过程中获得最佳的麻醉管理和监控，提高手术的安全性和效果。

（三）手术室设备和环境安全

手术室设备的维护和安全性检查以及手术室环境的安全要求对于预防意外事件和确保手术安全至关重要。这些措施旨在确保设备正常运行，减少患者和医护人员的风险，以及创造一个无菌、安全的手术环境。手术室设备的维护对于手术的安全性至关重要。手术室使用的设备包括手术台、麻醉机、监测仪器、手术灯、电刀等，它们必须保持在良好的工作状态。设备的正常运行不仅可以确保手术的有效进行，还可以减少患者和医护人员的风险。例如，手术台必须能够稳定支持患者，麻醉机必须精确控制麻醉药物的输送，手术灯必须提供足够的照明，以便外科医生和护士能够准确操作。如果设备出现故障或不正常运行，可能会导致手术延误、操作失败或患者损伤。因此，手术室设备的定期维护和检查是确保手术安全性的关键步骤。

设备的维护包括定期的保养和检查，以确保设备处于良好的工作状态。这需要医疗机构建立维护计划，并由专业技术人员执行。维护计划应包括设备的清洁、校准、维修和更换部件的计划。设备的维修和更换必须按照制造商的建议和标准操作程序进行，以确保设备的可靠性和安全性。设备维护的记录必须详细记录，以便进行追溯和质量控制。手术室设备的安全性检查是确保设备正常运行的关键步骤。在每次手术前，医护人员必须对所有设备进行全面的检查，以确保它们没有损坏或故障。这些检查包括检查设备的电源、控制面板、传感器和连接器等。如果发现任何问题，设备必须立即停止使用，并进行维修或更换。医护人员必须熟悉设备的紧急停机程序，以便在出现问题时能够迅速采取措施，以避免意外事件的发生。

手术室环境的安全要求需要医疗机构建立严格的标准操作程序和质量控制措施。医护人员必须接受培训，以确保他们能够正确地维护和管理手术室环境。医疗机构必须定期进行环境安全的评估和审核，以确保其符合相关法规和标准。手术室设备的维护和安全性检查以及手术室环境的安全要求对于预防意外事件和确保手术安全至关重要。这些措施可以减少患者和医护人员的风险，确保手术的有效进行。医疗机构必须制订严格的维护和安全标准，并培训医护人员以确保其正确实施。只有通过正确的维护和安全程序，才能为患者提供安全的手术环境和高质量的医疗护理。这有助于预防患者的术后并发症，提高手术的成功率和患者的满意度。

第四节　外科手术后的护理与监测

一、外科手术后的护理

（一）术后监测

外科手术后，患者需要密切监测以确保他们的稳定和康复。这项任务通常由外科护士负责，他们的职责包括监测患者的生命体征，如心率、呼吸频率、体温和血压。这一过程是极其重要的，因为它有助于及时发现并处理任何可能的并发症或不适。监测心率是外科护士的一项重要职责。心率是指每分钟心脏跳动的次数，通常以每分钟的脉搏数来表示。在外科手术后，心率的监测可以提供关于患者的心脏功能和稳定性的关键信息。异常的心率可能是心律失常、出血、休克或其他潜在问题的迹象。护士会定期测量患者的心率，记录数据，并密切关注任何不寻常的变化，以便及时采取必要的措施。呼吸频率的监测同样重要。呼吸频率表示每分钟呼吸的次数，它是患者呼吸功能的一个指标。外科手术后，呼吸频率的增加或减少可能表明患者出现呼吸问题、肺部感染或其他潜在并发症。外科护士会定期观察患者的呼吸频率，注意是否有异常的呼吸模式或呼吸困难，以及是否有咳嗽或咳痰等症状。

体温监测也是外科手术后的重要任务之一。体温是身体内部代谢和生理功能的一个重要指标，异常的体温可能是感染、发热或代谢问题的迹象。护士通常会使用体温计来测量患者的体温，确保其在正常范围内。任何异常的体温变化都会引起护士的关注，并可能需要进一步的评估和处理。血压监测也是外科手术后的关键任务之一。血压是衡量心血管系统功能的指标，它可以提供关于患者循环稳定性的重要信息。低血压可能是休克的迹象，而高血压可能增加心脏负担。外科护士会定期测量患者的血压，并密切关注任何异常的变化。如果血压出现问题，护士可能会采取措施，如调整液体输注、给药或通知医生进行进一步评估。外科护士在外科手术后的监测工作中扮演着至关重要的角色。监测患者的心率、呼吸频率、体温和血压是为了确保他们的生命体征稳定，并及时发现和处理任何可能的并发症或不适。这项工作需要护士具备高度的专业知识和技能，以便提供最佳的护理和康复支持，确保患者得到最佳的护理和康复。通过密切的监测，可以提高患者的安全性，减少不必要的并发症，并促进他们的康复过程。

（二）疼痛管理

手术后疼痛是患者常常面临的问题，它可以影响患者的康复和生活质量。护士在手术后的护理中扮演着关键的角色，需要评估患者的疼痛程度并采取适当的疼痛管理措施，以确保患者的舒适。手术后疼痛管理的重要性不可低估。疼痛不仅会影响患者的生活质量，还可能导致身体的应激反应，如心率增加、呼吸急促和高血压。这些生理反应可能会延长康复时间，并增加手术后并发症的风险。因此，有效的疼痛管理对于患者的康复非常重要，可以帮助他们更快地康复并减少不适。

疼痛管理的核心是对患者的疼痛进行全面的评估。护士必须与患者进行沟通，询问他们的疼痛程度、疼痛的性质和位置，以及疼痛对他们日常活动和睡眠的影响。评估疼痛时可以使用各种工具，如疼痛评分表或面部表情观察。通过了解患者的疼痛经验，护士可以更好地制订个性化的疼痛管理计划。疼痛管理的措施包括药物治疗和非药物方法。药物治疗是最常见的疼痛管理方式，通常使用镇痛药来减轻疼痛。镇痛药可以分为非处方药和处方药，根据患者的疼痛程度和类型来选择合适的药物。常用的药物包括阿片类药物、非甾体抗炎药、局部麻醉药等。护士需要确保患者正确使用药物，监测其效果和副作用，并及时调整剂量或更换药物，以确保患者的疼痛得到充分控制。

非药物方法也可以用于疼痛管理。这些方法包括物理疗法、康复运动、放松技巧、瑜伽和按摩等。非药物方法可以帮助患者减轻疼痛，改善身体功能，提高生活质量。护士可以与患者合作，制订个性化的非药物疼痛管理计划，并提供必要的支持和指导。疼痛管理还需要密切的监测和记录。护士必须定期评估患者的疼痛水平，监测药物的效果和副作用，以及患者的生命体征。这些数据的记录对于及时调整疼痛管理计划和评估治疗效果非常重要。护士还需要与患者保持密切的沟通，了解他们的疼痛感受和需求，以便及时采取措施来满足他们的需求。手术后疼痛管理是护士护理工作中的重要组成部分。通过全面的疼痛评估，采取合适的药物治疗和非药物方法，以及密切的监测和记录，护士可以有效地减轻患者的疼痛，提高其舒适度和康复速度。疼痛管理需要个性化的方法，根据患者的需求和情况来制订计划。通过专业的护理和关怀，护士可以帮助患者更好地应对手术后的疼痛，以促进他们的康复和健康。

（三）伤口护理

外科手术后的伤口护理是关键性的，旨在预防感染并促进伤口的愈合。护士在这一过程中扮演着至关重要的角色，他们需要定期检查伤口，更换敷料，确保伤口的清洁和无菌，并教育患者如何自行护理伤口。伤口护理的重要性不可低估。外科手术后的伤口是一个潜在的感染源，因为伤口打破了皮肤的天然屏障，使细菌和其他病原体有机会进入体内。因此，保持伤口的清洁和无菌是预防感染的关键。感染可能导致伤口愈合延迟、严重疼痛、发热和其他并发症，严重时甚至可能危及患者的生命。因此，伤口护理是外科手术后恢复过程中不可或缺的一部分。

护士在伤口护理中扮演着关键的角色。他们需要定期检查患者的伤口，以评估伤口的愈合情况和是否存在感染迹象。这包括观察伤口的颜色、温度、肿胀、排液、异味和疼痛等方面的变化。任何异常情况都需要及时报告给医生，以便采取适当的治疗措施。护士需要定期更换伤口敷料，确保敷料的清洁和无菌，以减少感染的风险。更换敷料还可以帮助保持伤口的湿润环境，促进愈合。护士还需要教育患者如何自行护理伤口。这包括指导患者如何正确清洁伤口、更换敷料、避免伤口受到进一步损伤、观察伤口愈合情况和识别感染的迹象。患者的自我护理是伤口护理的延续，他们需要在出院后继续关注伤口，以确保伤口愈合良好。护士可以提供详细的护理指导，并回答患者可能有的任何问题。

除了患者的伤口护理，护士还需要确保伤口护理的环境是干净和无菌的。这包括维护手术室和伤口护理设备的清洁和无菌，以防止交叉感染。护士必须遵循严格的感染控制标准，包括洗手、穿戴适当的个人防护装备和正确处置医疗废物等。这有助于确保患者在接受伤口护理时不会受到感染的风险。外科手术后的伤口护理对于预防感染和促进伤口的愈合至关重要。护士在这一过程中发挥着关键的作用，他们需要定期检查伤口，更换敷料，确保伤口的清洁和无菌，并教育患者如何自行护理伤口。伤口护理不仅有助于患者的康复，还可以减少感染的风险，提高手术的成功率和患者的满意度。医护人员必须高度重视伤口护理，并确保其按照标准操作程序和感染控制措施进行。只有通过正确的伤口护理，才能为患者提供安全和高质量的医疗护理。

二、外科手术后的监测

（一）液体平衡与营养

在手术后，患者的液体平衡和营养需求可能发生变化，因此，护士在这个阶段起着关键作用，以确保患者得到适当的液体和营养支持，维持正常的生理状态和促进康复。液体平衡的监测是护士的重要职责之一。手术后，患者可能会出现液体丢失或液体潴留的情况，这可能会导致水电解质紊乱。因此，护士需要监测患者的液体摄入和排出情况，以确保维持正常的液体平衡。液体摄入包括口服液体和通过静脉途径输入的液体，而液体排出包括尿液、呕吐、引流和其他体液。护士通常会记录这些数据，并监测患者的尿液量、尿液颜色、体重变化以及其他与液体平衡相关的指标。如果出现异常，护士可能需要采取措施，如调整液体输入或通知医生进一步评估。

营养支持可能在手术后变得至关重要。手术和麻醉可能导致患者暂时失去食欲或口服困难，这可能会影响到患者的营养状态。护士需要评估患者的饮食状况和口服能力，并根据需要提供营养建议。如果患者不能口服或需要额外的营养支持，护士可能会与医疗团队合作，安排适当的静脉或肠内营养支持。这可能包括通过静脉输注液体、电解质和营养物质，或者使用管饲或肠内营养支持方法，以确保患者获得足够的能量和营养。护士还需要密切监测患者的体重变化和体液情况，以评估液体平衡和营养状态的改变。体重的增加或减少可能提示液体潴留或脱水的情况，这需要及时纠正。护士需要关注患者的营养状况，包括血液中的营养指标和蛋白质水平等。如果患者出现营养不良或低蛋白血症的情况，护士可能需要与营养师合作，制订适当的营养方案，以改善患者的状况。

护士在外科手术后的液体平衡和营养管理中扮演着至关重要的角色。他们需要监测患者的液体摄入和排出，确保维持正常的水电解质平衡，并根据患者的营养状况提供适当的支持。护士的工作有助于确保患者得到充分的液体和营养，促进康复和预防并发症的发生。通过密切的液体平衡和营养管理，可以提高患者的康复速度，减少住院时间，并提供高质量的护理。

（二）呼吸监测

在某些外科手术，尤其是涉及胸部或上腹部的手术中，呼吸监测是至关重要的护理任务之一。护士需要密切观察患者的呼吸频率和深度，确保他们的氧气供应充足，并迅速应对呼吸窘迫或其他呼吸问题。呼吸监测在手术后的恢复过程中也起着重要作用，有助于早期发现并处理呼吸并发症，保障患者的安全和康复。呼吸监测在胸部或上腹部手术中的重要性不可忽视。这些手术通常涉及对胸腔或腹腔进行切割，可能会影响患者的呼吸功能。护士需要密切观察患者的呼吸频率和深度，以确保他们正常的呼吸。异常的呼吸模式，如呼吸急促、浅表呼吸或呼吸窘迫，可能是潜在问题的早期迹象。通过及时观察呼吸情况，护士可以帮助医疗团队识别并处理呼吸问题，确保患者的氧气供应充足。

氧气供应的充足性也是呼吸监测的关键方面。在手术中，患者可能需要接受通气或使用氧气面罩来维持足够的氧气供应。护士需要确保这些设备正常运作，氧气浓度在安全范围内。护士还需要关注患者的氧饱和度，通常通过脉搏氧饱和度（SpO$_2$）监测。如果患者的氧饱和度下降，可能需要调整氧气供应或采取其他干预措施，以防止缺氧引发的并发症。护士需要随时准备应对呼吸窘迫或其他呼吸问题。呼吸窘迫是一种严重的呼吸问题，可能需要立即处理。护士需要了解呼吸窘迫的症状和原因，如呼吸困难、气道阻塞或肺部并发症，以及采取紧急措施，如通气、气管插管或使用呼吸辅助设备。及时的干预可以挽救患者的生命，并减少呼吸并发症的风险。

呼吸监测在手术后的恢复阶段同样具有重要意义。患者在手术后通常处于半麻醉状态，呼吸可能不稳定。护士需要继续观察患者的呼吸，确保他们渐渐恢复正常呼吸模式。在恢复室或病房内，护士还需要监测患者的氧饱和度和生命体征，以及观察是否出现呼吸并发症，如术后肺部感染或肺栓塞。呼吸监测在胸部或上腹部手术中是至关重要的，它有助于确保患者的呼吸正常，氧气供应充足，并及时发现并处理呼吸问题。护士需要密切观察呼吸频率和深度，保障患者的安全和康复。在手术后的恢复过程中，呼吸监测仍然是重要的，有助于监测患者的恢复状态和早期发现并处理呼吸并发症。通过专业的呼吸监测和紧急处理，护士可以确保患者在手术过程中获得最佳的护理和安全。

（三）心脏监测

在一些外科手术，尤其是心脏手术，护士需要进行连续的心电监测，以监测心律和检测任何心脏问题。这一实践在外科手术中起到了至关重要的作用，有助于及时发现心律失常或心脏功能异常，从而确保患者的安全和手术的成功。心电监测是一项重要的护理措施，它通过连续记录患者的心电图（ECG）来监测心脏的电活动。这项技术可以帮助护士和医生了解患者的心脏状态，包括心律、心率、ST段变化和心电图波形等方面的信息。在外科手术中，尤其是心脏手术，患者常常需要进行全麻，这可能会影响心脏的电活动，因此心电监测变得尤为重要。

心电监测有助于及时发现心律失常。在心脏手术中，患者可能会经历不同程度的心脏应激，这可能导致心律异常，如心动过速、心动过缓、室性心律失常等。通过持续的心电监测，护士能够实时观察和记录心律的变化，一旦出现异常情况，可以立即采取措施，如通知医生或调整药物治疗。这种及时的反应可以减少心律失常对患者的不利影响，维护心脏的稳定性。心电监测还有助于检测心脏功能异常。在心脏手术中，外科医生可能需要停止患者的心脏跳动，然后通过体外循环来维持血液流动，这被称为心脏停搏。在心脏停搏期间，护士需要持续监测心电图，以确保心脏在恢复跳动时没有出现异常。通过观察ST段的变化和心电图波形，护士可以检测到是否存在心肌缺血或其他心脏问题，并通知医生采取必要的措施，如调整外科操作或改变药物治疗方案。

心电监测在一些外科手术，尤其是心脏手术中，扮演着至关重要的角色。通过连续记录患者的心电图，护士能够监测心脏的电活动，及时发现心律失常或心脏功能异常，并采取必要的措施来维护患者的心脏健康。这有助于确保患者的安全和手术的成功，为他们提供高质量的医疗护理。因此，心电监测是外科手术中不可或缺的一部分，为患者的康复和健康提供了重要的支持。

第三章　外科器械与设备使用

一、外科器械的分类与功能

（一）手术刀具与切割器械

在外科手术中，不同类型的手术刀具是不可或缺的工具，用于切割和切开组织以完成手术程序。这些手术刀具包括手术刀、剪刀和刀片，它们在手术中具有不同的功能和用途。同时，手术刀具的无菌处理和正确使用至关重要，以确保手术过程的安全和成功。手术刀是一种常见的手术工具，用于切割组织和皮肤。手术刀具通常具有可更换的刀片，以确保刀片的锋利度。外科医生使用手术刀来制作切口，以便接触患者内部器官或组织。这种手术刀具需要经过严格的无菌处理，以防止感染，因为切口可能是外科手术中最容易感染的地方。正确的使用手术刀非常重要，以避免意外伤害和切割错误的组织。剪刀是另一种常见的手术刀具，通常用于切割组织或缝合线。剪刀的设计使其能够精确地切割组织而不损伤周围的结构。在外科手术中，剪刀可用于剪开皮肤、切除组织、修剪血管和神经，以及修剪缝合线的多余部分。与手术刀一样，剪刀必须保持无菌，并且必须由专业医疗人员正确使用，以确保手术的安全性和精确性。

刀片是一种用于手术的小型刀具，通常用于切开皮肤和组织的表层。刀片非常锋利，使外科医生能够进行精细的切割。刀片通常与手柄相结合，以便于控制和操作。它们常用于皮肤切口、切除小肿块或异物、取样和取得组织标本等手术步骤。刀片也需要经过无菌处理，并且必须谨慎使用，以避免不必要的创伤和并发症。手术刀具的无菌处理和正确使用是外科手术中不可或缺的部分。外科医疗团队必须遵守严格的感染控制原则，以确保手术刀具的无菌状态，以及防止手术部位感染的风险。医疗人员必须接受培训，以确保他们正确使用这些工具，以避免不必要的伤害和手术错误。手术刀具的正确使用和无菌处理有助于确保手术的成功和患者的安全，是外科手术中不可或缺的环节。

（二）缝合材料与缝合器械

缝合材料和缝合器械是外科手术中不可或缺的工具，它们对伤口愈合和患者的康复起着至关重要的作用。本文将讨论不同类型的缝合材料，如缝合线和吸收性缝合线，以及与其一起使用的缝合器械，如缝合针和夹子的功能，以强调良好的缝合技术对于伤口愈合的重要性。缝合材料是用于将伤口边缘相互固定，促进伤口愈合的关键组成部分。有两种主要类型的缝合材料，即缝合线和吸收性缝合线。缝合线通常由非吸收性材料制成，如丝线、尼龙线或聚丙烯线。这些材料在伤口愈合后不会被吸收，需要手术医生或护士将它们拆除。缝合线通常用于需要长时间支撑的伤口，如深切口或切口边缘需要紧密固定的情况。吸收性缝合线则是由可吸收材料制成的，如天然的胶原蛋白或合成的聚乳酸。这些材料会在伤口内逐渐分解和吸收，无须手术医生或护士将其拆除。吸收性缝合线通常用于较浅的伤口或内部组织的缝合，因为它们可以减少拆线的需求，降低感染和瘢痕的风险。缝合器械是用于将缝合线穿过伤口边缘的工具。缝合器械包括缝合针和夹子。缝合针通常具有不同的形状和大小，以适应不同类型的伤口和组织。它们的主要功能是将缝合线穿过伤口的皮肤或组织，将伤口边缘固定在一起。缝合针可以是单次使用的一次性器械，也可以是可重复使用的器械，需要进行严格的消毒和清洁。

夹子是另一种常见的缝合器械，通常用于较大的伤口或需要更强的支撑情况。夹子通过将伤口边缘对齐并用夹子夹住缝合线，将伤口稳定起来。夹子通常是一次性使用的，因为它们难以彻底清洁和消毒。良好的缝合技术对于伤口愈合至关重要。正确选择适当的缝合材料和器械，以及正确的缝合技巧，可以最大限度地减少伤口感染和瘢痕的风险，促进伤口愈合。缝合技术还需要考虑伤口的位置、类型和大小，以确保伤口愈合后外观自然，功能恢复正常。医疗专业人员在培训和实践中需要不断提高自己的缝合技术，以提供最佳的护理和治疗效果。

缝合材料和缝合器械在外科手术中发挥着至关重要的作用，它们对于伤口愈合和患者康复至关重要。不同类型的缝合材料，如缝合线和吸收性缝合线，以及与其一起使用的缝合器械，如缝合针和夹子，各有其适用的情况和功能。良好的缝合技术是确保伤口愈合成功的关键，医疗专业人员需要通过培训和实践不断提高自己的技能，以提供高质量的护理。

（三）钳子与抓取器械

不同类型的钳子和抓取器械在外科手术中扮演着关键的角色，它们具有多种功能，包括抓取、夹取和移动组织。这些工具的设计和使用需要极高的精确操控和严格的无菌要求，以确保手术的成功和患者的安全。血管钳是一种常见的外科器械，用于抓取和夹取血管、血管栓塞物或其他细小的结构。血管钳通常具有细长的尖端，允许外科医生精确地抓取和控制目标组织。这些钳子可以用于血管手术、心脏手术以及其他需要处理血管的外科程序。由于血管钳通常与重要的血管结构相关，因此在使用时必须具备高度的精确操控技能，以避免损伤或出血。血管钳必须在无菌条件下使用，以防止感染的风险。

吸引器是另一种常见的外科器械，用于吸取或抽取液体、气体或组织。吸引器通常包括一个管道或管子，通过负压来吸取目标物质。在外科手术中，吸引器常用于清除手术区域的血液、污物或其他分泌物，以保持视野清晰。吸引器还可用于抽取组织标本以进行病理学检查。使用吸引器需要外科医生精确控制吸入的压力和方向，以确保操作的准确性和安全性。同样，吸引器必须在无菌条件下操作，以防止污染或感染的风险。肠子钳是一种专用于外科肠道手术的器械，用于抓取、夹取和处理肠道组织。它们通常具有锯齿状的锋利齿口，以增加抓取的牢固性。肠子钳在肠道手术中用于制作吻合口、移动肠道、夹取疝囊或其他组织操作。由于肠子钳通常在深度和狭窄的手术区域内使用，因此外科医生需要非常精确地控制这些工具，以避免损伤周围的结构和组织。与其他器械一样，肠子钳也必须在无菌条件下使用，以确保手术区域的清洁和无菌。

不同类型的钳子和抓取器械在外科手术中具有多种功能，包括抓取、夹取和移动组织。这些工具的设计和使用需要极高的精确操控和严格的无菌要求，以确保手术的成功和患者的安全。外科医生和护士必须经过专门的培训和实践，以熟练掌握这些工具，并在手术中正确使用。只有通过精确操控和无菌操作，才能为患者提供高质量的医疗护理，确保手术的成功和患者的康复。

二、外科设备的分类与功能

（一）手术室设备

手术室是医院内的重要部分，用于进行各种外科手术程序。手术室内配备了各种设备，这些设备在手术室中发挥着关键的作用，确保手术的安全性和成功性。手术台、手术灯和手术器械清洗器，以及它们在手术室中的功能和重要性。手术台是手术室中最重要的设备之一。手术台是患者接受手术的位置，它必须提供足够的支持和舒适性，以确保患者在手术过程中的安全和舒适。手术台通常具有多个可调节的部分，允许外科医生和护士将患者的身体姿势调整到最适合手术的位置。手术台还通常具有无菌表面，以防止交叉感染，并配备了安全带和固定装置，以确保患者的稳定性。因此，手术台在手术室中扮演着至关重要的角色，为外科手术的顺利进行提供了必要的条件。手术灯是手术室中的另一个重要设备。手术灯用于提供明亮、均匀的光照，以确保外科医生在手术过程中具有清晰的视野。手术灯通常可以调节光照强度和角度，以适应不同类型的手术和手术区域。高质量的手术灯还可以提供无影灯光，减少阴影的产生，从而帮助外科医生更准确地进行操作。手术灯的设计和性能对于手术室内的操作精确性至关重要，因此它们需要定期维护和检查，以确保其正常运作。

手术器械清洗器是手术室内的一项关键设备。在手术中使用的各种器械和工具必须在手术前进行彻底的清洁和消毒，以防止感染的风险。手术器械清洗器是专门设计用于清洗和消毒外科器械的设备。它们通常包括洗涤、消毒和干燥的程序，确保器械在下一次手术中是无菌的。由于手术器械清洗器直接关系到手术器械的清洁和无菌性，因此它们的运行和维护至关重要，以确保手术室内的操作安全和患者的健康。手术室内的各种设备，如手术台、手术灯和手术器械清洗器，在外科手术中起着至关重要的作用。手术台提供了患者手术的支持和舒适性，手术灯提供了明亮的光照，确保外科医生具有清晰的视野，而手术器械清洗器确保外科器械的清洁和无菌性。这些设备需要定期维护和检查，以确保其正常运作，为手术室内的操作安全和患者的健康提供了关键支持。因此，在手术室中，设备的安全性和维护要求非常重要，以确保手术的成功和患者的安全。

（二）影像学设备

影像学设备，如 X 线机和 CT 扫描仪，在导航和手术过程中发挥着至关重要的作用。它们的功能不仅包括诊断，还包括手术定位和安全，对于确保手术的成功和患者的安全至关重要。X 线机是一种常见的影像学设备，被广泛用于手术室内。它通过产生 X 线并将其投射到患者的身体部位上，然后检测经过身体组织后的 X 线的强度和位置。这种技术可以用来实时监测患者的骨骼结构和器官位置，特别是在骨科手术和介入性程序中。X 线机能够提供高分辨率的影像，帮助医生准确定位手术目标，避免伤及周围结构，提高手术的精确性。CT（计算机断层扫描）扫描仪是另一种重要的影像学设备，它在手术导航中发挥着关键作用。CT 扫描利用 X 线和计算机技术，可以生成横断面的高分辨率图像，显示患者身体内部的组织结构和异常。在手术规划和导航中，CT 扫描可以为医生提供详细的三维解剖图像，帮助他们精确测量和计划手术的步骤。医生可以使用 CT 扫描图像来确定手术入口点、路径和目标，以及评估周围结构的位置和关系。这有助于提高手术的准确性和成功率，减少并发症的风险。

影像学设备在手术过程中的功能不仅限于导航和定位，还包括手术安全。在手术中，医生和护士需要确保手术器械和导航工具不会伤及关键结构，如血管、神经和器官。影像学设备可以提供实时的可视化信息，帮助医疗团队避免潜在的风险。如果手术中发现异常情况，如出血或器官损伤，影像学设备可以立即识别并指导医生采取必要的措施。影像学设备，如 X 线机和 CT 扫描仪，在导航和手术过程中起着关键作用。它们通过提供高分辨率的图像和实时的可视化信息，帮助医生准确定位手术目标，规划手术步骤，并确保手术的安全性。这些设备对于提高手术的精确性、成功率和患者的安全至关重要，已成为现代医疗实践不可或缺的一部分。医疗专业人员需要充分了解和熟练使用这些设备，以提供最佳的护理和治疗效果。

第二节 外科器械与设备的维护与消毒

一、外科器械与设备的维护

（一）定期检查与维护

外科器械与设备的定期检查和维护对于确保手术室内的正常运作和患者的安全至关重要。护士和医疗设备技术员负有责任，需要定期检查和维护各种器械，如手术刀、缝合器、电刀、吸引器等。这些检查包括机械部分的工作性能、电源供应的稳定性，以及任何可能的损坏或磨损。手术刀是外科手术中最常用的工具之一，因此其正常运作至关重要。护士和技术员需要定期检查手术刀的刀片是否锋利，是否有损坏或腐蚀的迹象，以及手柄是否牢固。锋利的刀片有助于减少组织的破坏，而损坏的手术刀可能导致手术错误或并发症。手术刀的无菌性也需要定期验证，以确保其不会引起感染。

缝合器是用于缝合伤口的重要工具，它们必须能够正常工作，以确保伤口愈合。护士和技术员需要检查缝合器的操作性能，包括线材的正常供应和张力的调整。任何缝合器的故障或不正常操作都可能导致伤口未能正确缝合，增加感染和并发症的风险。电刀是用于切割和止血的重要工具，其电源供应和性能必须经常检查。护士和技术员需要确保电刀的电源线没有磨损或裂缝，并检查手柄上的控制按钮是否正常工作。电刀的正确操作对于手术中的出血控制和组织切割至关重要，因此其性能问题可能会对手术造成严重的问题。吸引器用于清除手术区域的液体和血液，以保持视野清晰。护士和技术员需要定期检查吸引器的吸力强度，确保其能够有效地清除污液。如果吸引器的吸力不足，可能会导致手术过程中的可见度下降，增加操作风险。定期检查和维护外科器械与设备对于手术室内的正常运作和患者的安全至关重要。护士和医疗设备技术员必须认真执行这项任务，确保手术工具的性能稳定，电源供应可靠，没有损坏或磨损。这有助于降低手术过程中的风险，保证手术的成功，以及患者的安全。通过定期的检查和维护，可以提高外科器械与设备的可靠性和使用寿命，有助于提供高质量的外科护理。

（二）清洁和消毒

外科器械和设备的清洁和消毒过程在外科手术中起着至关重要的作用，它们直接影响患者的安全和手术的成功。清洁和消毒过程包括多个步骤，必须按照标准操作程序执行，以确保器械的无菌性。清洁过程是外科器械和设备处理的第一步。在手术结束后，这些器械可能会有可见的血液、组织残留或其他污物附着在上面。护士需要使用特殊的清洁剂和工具，将这些可见的污物彻底去除。这通常包括用刷子和洗涤剂清洁器械的表面，以确保无菌性的起点是干净的。接下来，消毒过程是确保器械无菌的关键步骤。消毒的目的是杀灭或去除器械表面的细菌、病毒和其他病原体，以防止感染患者。消毒通常使用高温高压的蒸汽来完成，这是一种有效的杀菌方法。在消毒过程中，器械会被放置在专用的消毒器中，暴露于高温高压蒸汽中一段时间，以确保所有潜在的病原体都被杀灭。

护士需要遵循严格的清洁和消毒标准操作程序，以确保器械的无菌性。这包括使用正确的清洁剂、消毒时间和温度，以及避免交叉污染的措施。一旦器械完成清洁和消毒过程，它们需要妥善存放，以防止再次受到污染。无菌性对于外科手术至关重要，因为任何器械或设备的污染都可能导致感染患者的风险。外科护士在手术前负责确保所有器械和设备都经过正确的清洁和消毒，并在手术中协助医生使用这些器械。他们还需要监测手术过程中器械的无菌性，以确保患者的安全。清洁和消毒外科器械以及设备是外科手术中不可或缺的步骤，它们对于患者的安全和手术的成功至关重要。护士需要遵循标准操作程序，确保器械的无菌性，并协助医生在手术中使用这些无菌器械。通过严格的清洁和消毒过程，可以减少感染患者的风险，提高手术的质量和安全性。

（三）维护记录

在手术室中，记录器械和设备的维护历史是非常重要的实践。护士和技术员承担着维护这些关键设备的责任，他们应该维护详细的维护记录，包括维修日期、维护项目、替换部件、维护人员的签名等信息。这一过程对于手术室内设备的性能、寿命、合规性和患者安全都具有重要意义。记录维护历史有助于跟踪器械和设备的性能。定期维护可以确保设备保持在良好的工作状态，从而提高其性能和可靠性。通过记录每次维护的细节，医疗机构可以追踪设备的性能变化，及时发现潜在的问题，采取必要的修复措施，以防止设备故障或性能下降。这有助于确保设备始终处于最佳工作状态，为患者提供高质量的医疗护理。记录维护历史有助于管理设备的寿命。每种医疗设备都有其寿命期限，超过这个期限后可能会出现安全问题或性能下降。通过记录设备的维护历史，医疗机构可以确定设备的年限，以便及时进行替换或升级。这有助于避免使用老化或不安全的设备，确保患者的安全和医疗质量。

记录维护历史对于维护设备的合规性也非常重要。医疗设备的维护通常需要遵循一定的法规和标准，以确保设备的安全和性能。通过记录维护历史，医疗机构可以提供对监管机构的证据，证明他们在设备维护方面是合规的。这有助于降低可能的法律风险，并维护医疗机构的声誉。记录维护历史有助于患者安全。在手术室中使用的设备必须保持在最佳工作状态，以确保手术的成功和患者的安全。如果设备出现故障或性能下降，可能会对患者造成严重的风险。通过记录维护历史，医疗机构可以确保设备在每次使用前都经过仔细地检查和维护，以防止潜在的问题。记录器械和设备的维护历史对于手术室内设备的性能、寿命、合规性和患者安全都至关重要。护士和技术员应该严格遵守维护记录的要求，确保每次维护都有详细的记录。这有助于跟踪设备的性能和寿命，及时发现潜在问题，并确保设备始终处于最佳工作状态，为患者提供高质量的医疗护理。同时，这也有助于维护医疗机构的合规性和声誉，以及降低患者的风险。

二、外科器械与设备的消毒

（一）无菌技术

外科器械和设备的无菌性是外科手术安全的基础。护士在手术室中扮演着确保无菌技术的关键角色，他们必须严格遵守一系列无菌技术的规定和步骤，以降低感染的风险，保护患者的安全。护士需要穿戴无菌手套。无菌手套是外科手术中最常用的个人防护装备之一，它们的主要作用是防止护士的手与患者的伤口或内部组织接触，从而减少感染的风险。穿戴无菌手套需要特殊的技巧，护士必须确保手套在穿戴过程中不受污染，并且手套表面没有破损或裂缝。使用无菌巾和器械也是维持无菌技术的重要步骤。无菌巾通常用于覆盖手术台和周围区域，以创建无菌场景。护士必须小心翼翼地展开和摆放无菌巾，确保其完全遮盖手术区域，并且没有被外部污染物污染。无菌器械和器材也必须在手术前经过特殊处理，以确保其无菌状态。护士通常会打开无菌包装，并使用无菌器械，以避免器械受到细菌或其他污染物的影响。

保持器械和设备的无菌状态也是无菌技术的关键部分。护士必须确保在手术中使用的器械和设备在操作过程中不受到外部污染，并在必要时更换无菌器械。一旦器械被使用，就必须采取措施来防止其再次使用或重新处理，以确保无菌性。护士还需要监测手术室内的空气质量，以确保空气中的微生物数量处于可接受范围内。无菌技术在外科手术中至关重要，它直接关系到患者的安全和手术的成功。护士必须通过穿戴无菌手套、使用无菌巾和器械，以及保持器械和设备的无菌状态来严格遵守无菌技术的规定和步骤。任何破坏无菌性的行为都会增加感染的风险，可能导致严重的后果。因此，护士在外科手术中的无菌技术要求高度的专业知识和严谨的态度，以确保患者得到最高水平的护理和安全。通过正确执行无菌技术，可以减少感染的风险，提高手术成功的机会，并促进患者的康复过程。

（二）合适的消毒方法

不同的外科器械和设备确实需要根据其特性和材质采取不同的消毒方法。护士在处理这些器械时必须了解其消毒要求，并根据需要采取适当的消毒方法，以确保无菌性和患者的安全。高温高压的蒸汽灭菌是一种常见的消毒方法，适用于许多外科器械和设备。这种方法通过使用蒸汽产生高温高压的环境，杀灭或去除器械表面的病原体。蒸汽灭菌通常用于金属器械，如手术刀、镊子、夹子和其他不容易受热损害的工具。护士需要确保器械在蒸汽灭菌器中暴露在足够长的时间和温度下，以确保彻底的消毒。并非所有外科器械都适用于高温高压的蒸汽灭菌。一些器械由于其材质或结构的特殊性质，可能无法承受高温高压的处理，因此需要采用化学消毒方法。化学消毒通常涉及使用化学消毒剂，如过氧化氢或氯气，将器械浸泡或喷洒以杀灭潜在的病原体。这种方法适用于一次性使用的塑料器械、柔软器械和一些特殊设备，如光纤内镜。护士需要确保正确选择适当的化学消毒剂，遵循制造商的指南，并按照规定的时间和浓度进行消毒。

还有一些特殊的器械和设备，如内镜和电子器械，可能需要更为复杂的消毒方法。内镜通常要求高级的消毒程序，包括机械清洗、化学消毒和高级消毒。电子器械需要特殊的处理，以确保其电子元件不受损害。护士需要根据器械的类型和制造商的建议，采取适当的措施来消毒这些特殊器械。不同的外科器械和设备可能需要不同的消毒方法，取决于它们的特性和材质。护士在处理这些器械时必须了解其消毒要求，并遵循正确的消毒程序，以确保无菌性和患者的安全。正确的消毒方法是外科手术中不可或缺的一部分，它有助于减少感染患者的风险，维护手术室的卫生和安全。

（三）监测消毒效果

在外科手术室中，消毒是确保器械和设备无菌的关键步骤。然而，消毒后，护士需要进行效果监测，以确保器械和设备已经达到无菌状态。这一过程涉及使用化学指示器或生物指示器来检验消毒的有效性。如果有任何消毒失败的迹象，护士需要采取措施重新消毒器械，以确保手术室内的操作安全和患者的健康。化学指示器是一种用于监测消毒效果的工具。这些指示器通常是化学性质的标志物，它们在消毒过程中会发生可见的颜色变化，以指示器械和设备是否已达到无菌状态。化学指示器通常粘贴在器械的外部或包装上，它们与消毒剂接触后会改变颜色，这种改变是由于消毒过程中特定参数的变化，如温度、湿度或化学反应。护士在消毒后会检查这些指示器，如果颜色变化符合预期，就表示消毒是有效的。然而，如果化学指示器没有显示正确的颜色变化，那么可能意味着消毒失败，护士需要采取措施重新消毒器械。生物指示器是一种更加严格的监测方法。生物指示器通常包括生物性质的细菌或孢子，它们对消毒过程非常敏感。护士将生物指示器放置在器械或设备的内部，然后进行消毒。随后，这些指示器会被送到实验室进行培养和检测，以查看是否有任何生存的细菌或孢子。如果生物指示器显示器械或设备没有被充分消毒，那么就存在严重的无菌性问题，需要采取措施重新消毒，并进一步调查消毒过程中可能出现的问题。

需要强调的是，对消毒后的器械和设备进行效果监测是确保手术室内无菌条件的关键环节。无菌性对于外科手术的成功和患者的安全至关重要。如果器械或设备没有被充分消毒，可能会引发感染、交叉感染或手术并发症，对患者的健康构成严重威胁。因此，护士必须严格遵循消毒和监测的标准程序，确保器械和设备在每次使用前都达到无菌状态。消毒后的效果监测是外科手术室内维护无菌条件的关键步骤。化学指示器和生物指示器是用于检验消毒有效性的工具，它们能够帮助护士确认器械和设备是否已经达到无菌状态。如果存在任何消毒失败的迹象，护士必须采取措施重新消毒，以确保手术室内的操作安全和患者的健康。这一过程体现了医疗机构对患者安全的高度责任感，确保了外科手术的质量和成功。

第三节　外科器械与设备的操作与故障排除

一、外科器械的操作与维护

（一）器械的正确使用

外科器械是外科手术中不可或缺的工具，它们的正确使用对于患者的安全和手术成功至关重要。下面将介绍一些常见的外科器械，包括手术刀、缝合针和钳子，以及它们的正确使用方法，包括角度、压力和速度的控制。手术刀是外科手术中最基本的工具之一。使用手术刀时，医生必须确保刀片锋利，并以适当的角度切割组织。刀片的角度应该与要切割的组织的纤维方向保持一致，这样可以减少损伤周围结构的风险。医生必须控制刀片的压力，以避免切得过深或过浅。切割时的速度应适中，不要过于急躁或缓慢，以确保精确的操作。错误地使用手术刀可能会导致组织撕裂、出血或感染等严重并发症，因此正确的操作至关重要。缝合针是用于缝合伤口的工具。在使用缝合针时，医生必须掌握正确的手法。针头应该以适当的角度穿过组织，确保线材可以均匀地穿过。针的速度和压力应适中，以防止穿过组织时造成额外的损伤。医生还需要确保线材的张力适中，以便紧密地缝合伤口，但不要过紧，以允许组织愈合。不正确的缝合针使用可能导致伤口不牢固、感染或瘢痕的形成，因此必须谨慎操作。

钳子是用于夹取、抓取或剪切组织的工具。在使用钳子时，医生必须选择适当类型的钳子，并确保它们处于良好的工作状态。正确的操作包括正确的角度和适当的力度。钳子的角度应与要夹取或剪切的组织的形状和位置相匹配，以确保精确的操作。同时，医生必须控制钳子的力度，以避免过度损伤组织或不足以完成任务。钳子的速度也应适中，以确保安全和精确性。正确使用外科器械对于避免患者伤害和手术并发症至关重要。医生必须掌握适当的角度、压力和速度控制，以确保精确而安全的操作。错误的操作可能导致组织损伤、感染或其他严重问题，因此必须始终注重操作细节，以保障患者的健康和手术的成功。

（二）器械的无菌处理

外科器械的无菌处理程序对于手术感染控制至关重要。这个程序包括一系列步骤，如清洁、包装、灭菌和存储，以确保器械在手术中保持无菌状态，从而降低感染患者的风险。清洁是无菌处理程序的第一步。在手术结束后，器械上可能会有可见的血液、组织残留或其他污物。护士需要使用特殊的清洁剂和工具，将这些可见的污物彻底去除。清洁过程不仅有助于去除可见的污物，还可以减少细菌和病原体的存在，为后续的消毒和灭菌创造更好的条件。器械需要包装以保持无菌状态。包装通常使用专门设计的包装材料，如无菌包或包装袋。这些包装材料具有无菌性，可以有效地保护器械免受外部污染。护士需要确保包装是完整的，没有破损或穿孔，以确保器械在包装内部保持无菌。器械需要进行灭菌。灭菌是通过高温高压蒸汽或化学消毒剂来杀灭或去除器械表面的病原体。高温高压蒸汽灭菌通常用于金属器械，而化学消毒剂适用于一次性使用的塑料器械和柔软器械。护士需要确保器械在灭菌过程中被充分地暴露，以确保所有病原体都被杀灭。

存储是无菌处理程序的最后一步。器械在包装内保持无菌，但需要妥善存放，以防止再次受到污染。存储器械的环境必须符合无菌标准，包括控制温度、湿度和空气质量。护士需要定期检查包装的完整性和无菌性，以确保器械在存储期间保持无菌。无菌技术对于手术感染控制至关重要。任何器械或设备的污染都可能导致感染患者的风险，因此无菌处理程序必须得到严格遵守。护士在手术前负责确保所有器械和设备都经过正确的无菌处理，然后在手术中协助医生使用这些无菌器械。通过正确的无菌处理程序，可以降低感染患者的风险，维护手术室的卫生和安全，确保手术的成功和患者的康复。

（三）器械的维护和保养

器械的维护和保养在医疗设施中是至关重要的程序。这些器械包括各种医疗工具、仪器和设备，它们对于医疗护理的质量和患者的安全至关重要。定期检查是器械维护的基础。医疗设施应该建立定期检查的计划，以确保所有器械都处于良好的工作状态。这些检查通常由经验丰富的技术员或维护人员进行，他们会仔细检查器械的各个部分，确保没有损坏、磨损或松动的问题。定期检查有助于及早发现潜在的问题，防止设备故障或性能下降，从而确保医疗护理的连续性和质量。

维修是器械维护的必要部分。如果在定期检查中发现了问题，或者器械出现了故障，那么维修工作就变得至关重要。维修通常包括修复或更换损坏的部件，以确保器械能够正常运作。维修工作应该由受过培训和授权的维护人员进行，他们具有技术知识和专业技能，可以安全地进行维修工作。维修不仅有助于保持器械的性能，还可以延长其使用寿命，减少医疗设施的成本。更换损坏的器械部件也是维护的一部分。有些器械的部件可能会随着时间的推移而磨损或老化，需要定期更换。这些部件可以是刀片、电池、传感器等，它们对于器械的正常功能至关重要。医疗设施应该建立清晰的更换计划，以确保这些部件在需要时及时更换。这不仅可以保持器械的性能，还可以减少意外故障的风险。

强调维护的重要性是不可忽视的。器械的维护不仅有助于延长其使用寿命，还可以保持其性能，提高医疗护理的质量。维护工作不仅是责任，也是对患者安全和医疗机构声誉的承诺。维护良好的器械可以减少医疗事故和意外事件的发生，确保患者得到高质量的医疗护理。器械的维护和保养是医疗设施中不可或缺的程序。定期检查、维修和更换损坏的部件是确保器械正常运作的关键步骤。维护的重要性不仅体现在延长器械的使用寿命和保持性能上，还体现在提高医疗护理质量和患者安全上。医疗机构应该建立有效的维护计划，以确保器械始终处于最佳工作状态，为患者提供高质量的医疗护理。

二、外科设备的操作与故障排除

（一）设备的正确操作

外科手术所需的设备在手术室中起着至关重要的作用，正确的操作方法对于患者的安全和手术的成功至关重要。它的设置应该确保患者的体位适当，以便医生能够轻松访问手术区域。手术台的高度、倾斜角度和侧倾角度都应根据手术类型和患者的需要进行调整。操作时，要确保手术台的固定部件锁定牢固，以防止意外移动。手术台上应铺设适当的垫子和固定装置，以确保患者的稳定性和舒适性。

麻醉机是用于管理麻醉药物和维持患者麻醉状态的关键设备。在操作麻醉机时，医生必须确保正确设置和校准。麻醉机应根据患者的体重和身体状况来设置麻醉剂的剂量。操作员还必须监测患者的呼吸、心率和血压，并根据需要调整麻醉药物的投放速率。在整个手术过程中，麻醉机必须保持运行稳定，以确保患者的麻醉状态得以维持。影像学设备在外科手术中用于引导和监测手术进程，例如 X 线机和 CT 扫描仪。正确操作这些设备需要具有特殊培训和经验的专业人员。在使用 X 线机时，操作员必须确保患者的曝光剂量最小化，同时获得足够的影像信息。在 CT 扫描中，必须确保患者正确定位，并根据需要进行适当的调整。操作员还必须监测设备的性能，确保影像质量和安全性。不同类型的外科设备在手术过程中扮演着关键的角色，正确的操作方法对于患者的安全和手术的成功至关重要。医疗专业人员必须严格遵守操作和监测设备的流程，以确保手术的顺利进行，同时最大限度地降低患者的风险。设备的适当设置、调整和监测是外科手术的重要组成部分，应始终被认真对待。

（二）故障排除与维修

外科设备在手术室中扮演着关键的角色，但常常面临各种故障和问题。了解这些常见问题以及如何进行故障排除和维修对于确保设备的可靠性和手术的成功至关重要。同时，定期设备维护和快速反应于紧急情况也是不可或缺的。常见的设备故障和问题包括电源问题、连接问题、控制面板故障、传感器故障、机械问题和软件故障等。这些问题可能会导致设备无法启动、无法正常工作、显示错误信息或产生异常噪声等。在出现这些问题时，护士和医疗团队需要迅速采取措施进行故障排除。他们可以检查电源和连接是否正常，确保设备已正确接通电源并连接到所需的附件。然后，他们可以查看控制面板上的错误信息或警报，以了解问题的性质。如果问题涉及传感器或机械部件，他们可以检查这些部件是否受损或需要清洁。对于软件问题，可能需要重新启动设备或更新软件版本。

定期设备维护是预防故障和问题的关键。医疗机构应该按照制造商的建议制订维护计划，包括定期的检查、校准和清洁。护士和维修人员需要遵循这些计划，确保设备保持在最佳工作状态。定期维护可以识别和解决潜在的问题，延长设备的寿命，并提高手术的可靠性。对于紧急情况，医疗机构需要建立紧急维修团队，以迅速响应设备故障。这个团队通常包括技术支持人员和维修工程师，他们可以在设备故障时立即采取行动，以最短的停机时间来修复问题。紧急维修团队需要随时可用，并具备必要的备件和工具，以应对各种紧急情况。了解常见的设备故障和问题，以及如何进行故障排除和维修，对于确保设备的可靠性和手术的成功至关重要。定期的设备维护和建立紧急维修团队是维持设备正常运行和应对紧急情况的关键因素。只有通过这些措施，医疗机构才能提供高质量的外科护理，确保患者的安全和手术的顺利进行。

（三）安全操作程序

设备的安全操作程序在医疗设施中至关重要，它们涉及急停按钮的使用、设备的安全锁定和操作检查清单等方面。这些程序的正确执行对于预防事故和意外事件至关重要，急停按钮的使用是设备安全操作程序的一部分。急停按钮通常位于医疗设备上，用于在紧急情况下立即停止设备的运行。操作人员必须了解设备上的急停按钮的位置和功能，并在需要时能够迅速按下它们。急停按钮的使用可以在紧急情况下迅速制止设备的运行，防止潜在的危险或伤害。这一程序的正确执行是设备安全的关键因素之一。

设备的安全锁定是另一个关键程序。这涉及确保设备在操作前已经得到了适当的锁定和校准，以防止误操作或不当使用。锁定程序通常包括将设备的关键部件或功能锁定，以确保设备在正常操作时不会出现意外变化或干扰。操作人员需要按照设备制造商提供的指南执行安全锁定程序，以确保设备在使用过程中不会引发危险情况。操作检查清单也是设备安全操作的一部分。在操作设备之前，操作人员应该使用检查清单来确保设备的各个方面都处于良好的工作状态。这包括检查电源、连接、传感器和控制面板等方面。检查清单的使用有助于识别潜在的问题或故障，以便在操作之前采取必要的维修或调整措施。这可以预防设备操作中的意外事件，确保设备在安全的条件下运行。

强调安全操作程序对于预防事故和意外事件的关键性是至关重要的。医疗设施必须提供培训和教育，确保所有操作人员了解和遵守这些程序。正确执行安全操作程序可以降低设备操作中的风险，防止设备故障或操作错误引发的意外事件，确保患者和医疗人员的安全。设备的安全操作程序包括急停按钮的使用、设备的安全锁定和操作检查清单等方面，它们对于预防事故和意外事件至关重要。操作人员必须接受适当的培训和教育，以确保正确执行这些程序。正确执行安全操作程序可以降低设备操作中的风险，确保设备在安全的条件下运行，提高医疗设施的安全性和效率。

第四节　外科器械与设备的创新与发展趋势

一、外科器械与设备的创新

（一）微创外科技术

微创外科技术代表了外科器械与设备领域的重大创新，包括腔镜手术和机器人辅助手术。这些技术已经在外科领域取得了巨大的进展，彻底改变了传统手术的方式，为患者和医生提供了许多优势。腔镜手术是微创外科技术的代表之一，它利用腔镜和小孔进入患者的体内进行手术。相比传统地切开手术，腔镜手术减少了创伤和外科切口的大小。医生通过腔镜的摄像头可以清晰地看到患者的内部器官，从而可以进行高精度的操作。这种技术的好处之一是减少了术后的疼痛和康复时间，因为患者的身体受到的伤害更小。小切口也减少了感染和出血的风险。腔镜手术已经在多种外科领域得到广泛应用，如胃肠道、泌尿道和妇科手术等。

另一种微创外科技术是机器人辅助手术，它将机器人系统引入外科手术。这些机器人系统由专门训练的外科医生操作，他们使用遥控设备来控制机器人手臂进行手术。机器人手术提供了更高的精确度和稳定性，使医生能够进行复杂的操作，例如微创心脏手术和胸腔手术。机器人手术还可以进行更小的切口，减少了术后疼痛和康复时间。这种技术还可以在手术中提供三维视觉，帮助医生更好地定位和处理目标组织。机器人辅助手术的发展已经极大地拓宽了外科手术的领域，使更多复杂手术能够以微创方式进行。微创技术的发展在外科领域带来了革命性的改变。患者受到的创伤减少，疼痛减轻，康复时间缩短。这对于患者来说是一项巨大的好处，因为他们能够更快地回到正常生活。微创技术还降低了手术中的出血和感染风险，提高了手术的安全性。对于医生来说，这些技术提供了更好的视觉和操作工具，使他们能够进行更精确的手术。微创外科技术已经改变了外科手术的方式，使其更加精确和少侵入性，为患者和医生提供了更多的选择和机会。

（二）3D 打印和定制器械

3D 打印技术在外科器械和设备的制造领域带来了革命性的变革。医生和工程师可以利用这一技术，根据患者的特定解剖结构，设计和制造定制的器械，从而提高了外科手术的精确性和成功率。3D 打印技术还能够加速新器械的开发和改进，对医疗领域产生了积极的影响。3D 打印技术允许医疗专业人员根据患者的具体需要制造定制的外科器械。每个患者的解剖结构都是独特的，因此传统的标准器械可能无法完全适应。通过 3D 打印，医生和工程师可以根据患者的 CT 或 MRI 扫描数据，设计和制造适合患者解剖结构的器械。这些定制的器械可以更好地满足手术的需求，减少了手术风险，提高了手术的精确性。3D 打印技术能够加速新器械的开发和改进过程。传统的器械开发通常需要耗费大量时间和成本，而且可能需要多次的设计和测试。而通过 3D 打印，医疗团队可以更快速地制造和测试新器械的原型。这种迅速地原型制造可以加速新器械的开发，使医疗界能够更快地响应新的医疗需求和技术进展。

3D 打印技术还能够提供更多创新的可能性。医疗团队可以设计和制造各种复杂形状的器械，这些器械可能在传统制造方法下难以实现。例如，可以制造出具有微小结构或复杂内部通道的器械，这些器械在手术中能够提供更精细的操作和更好的疗效。3D 打印技术已经在外科器械和设备的制造中产生了深远的影响。通过定制化的器械制造，它提高了手术的精确性和成功率。同时，它也加速了新器械的开发和改进，促进了医疗领域的创新。这一技术的不断发展和应用将为外科护理和医疗领域带来更多的机会和挑战。

（三）智能化和数据驱动

外科器械和设备的智能化和数据驱动是现代医疗领域的一个重要趋势。这些创新提供了更多的信息和工具，有助于医疗专业人员更好地进行手术和患者护理，实时影像导航系统是一种在外科手术中广泛使用的技术。这些系统利用先进的成像技术，如 CT 扫描、MRI 或超声波，为外科医生提供了关于患者体内结构的详细信息。通过将这些图像与患者的实际解剖结构相匹配，医生可以更精确地导航和定位手术目标，减少手术风险和并发症的发生。实时影像导航系统使外科手术变得更加精确和安全，有助于提高手术的成功率。医疗器械连接到医疗信息系统（MIS）是另一个重要趋势。这种连接使医疗专业人员能够实时监测患者的生命体征、手术数据和药物信息等。这些数据可以通过云端存储，医疗专业人员可以随时随地访问它们，以支持更好的决策和患者护理。MIS 还可以记录患者的医疗历史和治疗方案，提供了全面的患者信息，有助于个性化的医疗护理。

智能医疗器械和设备还可以通过自动化和机器学习来改进医疗实践。例如，自动化手术器械可以执行一些精细和复杂的任务，减少了外科医生的手术疲劳和错误。机器学习算法可以分析大量的医疗数据，提供预测和诊断支持，有助于早期疾病检测和治疗决策。这些技术可以提高医疗护理的效率和质量。

智能化的外科器械和设备还可以提供远程支持和培训。医疗专业人员可以通过远程连接获得专家的意见和指导，提高了手术的技术水平。设备制造商可以通过远程监控设备性能，及时进行维护和修复，确保设备的正常运行。外科器械和设备的智能化和数据驱动是现代医疗领域的重要趋势，提供了更多的工具和信息，有助于提高医疗护理的质量和效率。实时影像导航系统、医疗信息系统、自动化和机器学习等技术都在改进医疗实践和患者护理方面发挥了关键作用。这些创新有助于提高手术的精确性、安全性和成功率，为患者提供更好的医疗护理。

二、外科器械与设备的发展趋势

（一）纳米技术应用

纳米技术在外科器械和设备领域的应用前景广泛而潜力巨大。纳米材料的独特性质和可控性使其成为改进外科手术的关键工具。纳米器械是外科领域的一个重要发展方向。这些微小的器械可以用于进行精确的操作，进入细小的解剖结构，从而减少了对周围组织的损伤。例如，纳米机器人可以被设计成能够自主移动并执行特定的任务，如清除血管中的血栓或在肿瘤内部释放药物。这种纳米机器人可以通过受控的方式进入体内，通过无创或微创手段执行手术任务，从而减少了手术的创伤和复杂性。纳米材料的特殊性质使其成为药物传递和治疗的理想载体。纳米载体可以容纳药物分子，并将其精确地传递到需要治疗的部位，如肿瘤细胞。这种精确的药物传递可以降低药物的副作用，并提高治疗的效果。纳米载体还可以被设计成具有针对性，只对特定的细胞或组织产生作用，从而减少了对健康组织的损害。

纳米技术还可以用于制造更小、更精细的外科器械。微小的纳米器械可以用于进行微创手术，减少了创伤和康复时间。这些器械可以具有更高的精确性和可操控性，使医生能够进行更精确的操作。纳米器械还可以用于进行细胞水平的手术，如单个细胞的修复或治疗。纳米技术的应用前景还包括用于疾病诊断和监测的纳米传感器。这些传感器可以检测体内的微小变化，如癌症标志物或病原体的存在，从而帮助早期诊断和监测疾病的进展。纳米传感器的高灵敏性和特异性使其成为医学诊断和治疗的有力工具。

纳米技术在外科器械和设备领域的应用前景非常广泛。纳米器械和纳米载体可以提高外科手术的精确性和治疗效果，减少了创伤和复杂性。纳米技术还可以用于疾病诊断和监测，为医学领域带来了巨大的潜力和创新。在未来，我们有望看到更多纳米技术的应用，改善患者的生活质量，并推动外科领域的进一步发展。

（二）虚拟和增强现实技术

虚拟和增强现实技术已经在外科培训和手术规划中得到广泛应用，这些技术对于提高手术的质量和结果具有巨大的潜力。它们为医生提供了更好的工具来理解患者的解剖结构、进行手术模拟和规划，并提供实时指导，从而增强了外科医生的技能和信心。虚拟和增强现实技术可以帮助医生更好地理解患者的解剖结构。通过 3D 重建和虚拟模型，医生可以在手术前准确地观察和分析患者的器官和组织。这有助于医生识别潜在的解剖变异和复杂性，提前规划手术策略，并减少手术中的意外情况。对于复杂的手术，特别是微创手术，这些技术对于精确定位和操作至关重要。

虚拟和增强现实技术允许医生进行手术模拟和规划。医生可以使用虚拟现实头戴式设备进入虚拟手术环境，模拟实际手术步骤并练习操作技巧。这种模拟训练可以提高医生的技能，减少手术中的错误和并发症。医生还可以在虚拟环境中规划手术路径、选择最佳的进入点和确定器械的使用方式。这有助于提前解决潜在问题，提高手术的效率和安全性。虚拟和增强现实技术可以提供实时指导。在手术过程中，医生可以使用头戴式设备或显示屏来查看虚拟模型或实时影像，以获取有关手术进展的信息。这种实时指导可以帮助医生更好地导航和定位，确保手术步骤的准确性。远程专家可以通过互联网连接观察手术并提供实时建议，进一步提高了手术的质量。

虚拟和增强现实技术有望改善手术的质量和结果。它们可以提供更好的教育和培训机会，使医生更有信心地应对复杂的手术。同时，它们还可以减少手术中的风险和并发症，提高患者的安全性和康复速度。总体而言，虚拟和增强现实技术为外科医生提供了强大的工具，有望在未来改善手术医疗的质量和效率。

（三）智能机器人和自动化

智能机器人和自动化系统在外科手术中的角色越来越重要，它们为外科医生提供了强大的工具和技术，有助于提高手术的精确性、安全性和效率。机器人外科手术系统是一种重要的创新。这些系统通常包括由机器人控制的操作臂和高分辨率摄像头，使外科医生能够进行更精确和微创的手术。机器人系统可以通过减小手术切口的大小、提供更稳定的手术环境和增加手术操作的精确度，减少了手术的创伤和并发症。外科医生可以通过远程控制机器人系统来执行手术，从而减轻了体力负担，特别是在长时间的手术中。自动化技术在外科器械和设备的维护和消毒方面发挥了关键作用。维护和消毒是外科器械和设备的关键环节，确保它们在手术中是安全和无菌的。自动化系统可以执行一些烦琐的任务，如器械的清洁、消毒和灭菌，提高了效率和一致性。这有助于减少人为错误和感染的风险，提高了医疗设施的安全性。

智能机器人和自动化系统还可以提供手术过程中的实时数据和图像，有助于医生做出更好的决策。例如，机器人系统可以提供高清晰度的图像和三维重建，使外科医生能够更清晰地观察手术区域。自动化系统还可以监测患者的生命体征和手术进展，提供实时反馈和警报，帮助医生及时应对任何潜在的问题。智能机器人和自动化系统在外科手术中的角色越来越重要，它们为医疗专业人员提供了更强大的工具和技术，有助于提高手术的精确性、安全性和效率。机器人外科手术系统可以减轻医生的体力负担，同时提供更精确的手术操作。自动化技术在器械和设备的维护和消毒中提高了效率和安全性。这些创新将继续推动外科手术的发展，为患者提供更好的医疗护理。

第四章 外科护理中的药物管理

第一节 外科护理中的药物种类与用途

一、麻醉和止痛药物的种类与用途

（一）麻醉药物

麻醉药物在外科手术中起着至关重要的作用，它们用于实现无痛手术操作和提高患者的舒适度。不同类型的麻醉药物包括全身麻醉、局部麻醉和静脉麻醉，它们在手术中的种类和用途各有不同。全身麻醉是一种使患者完全失去意识和感觉的麻醉方法。这种类型的麻醉药物包括七氟醚、异氟醚、丙泊酚和笑气等。全身麻醉常用于需要进行广泛手术的情况，如心脏手术、脑手术和腹部手术等。它可以使患者在手术期间保持无痛、无意识的状态，以便医生可以进行复杂的操作。这种麻醉方法需要高度专业的麻醉师进行监控和管理，以确保患者的安全和稳定。局部麻醉是一种用于局部区域的麻醉方法，使局部组织失去感觉，但患者仍然保持清醒。局部麻醉药物包括利多卡因、普鲁卡因和布比卡因等。局部麻醉常用于较小的手术，如皮肤切割、牙科手术和关节注射等。它可以减轻手术部位的疼痛，同时避免了全身麻醉可能带来的意识丧失和全身药物的不良影响。局部麻醉是一个相对安全且广泛使用的麻醉方法，通常由外科医生或牙医进行管理。静脉麻醉是一种通过静脉注射药物来产生麻醉效果的方法。静脉麻醉药物包括丙泊酚、芬太尼和异丙酚等。静脉麻醉通常用于需要短期麻醉效果的手术，如内镜检查、小型手术或疼痛管理程序。它可以快速产生麻醉效果，使患者在手术期间处于深度睡眠状态，同时也可以根据需要快速清醒。静脉麻醉需要由专业的麻醉师进行监控，以确保患者的安全。

不同类型的麻醉药物在外科手术中具有各自的用途和特点。全身麻醉使患者完全失去意识和感觉，适用于复杂的手术。局部麻醉用于局部区域，保持患者清醒并减轻手术部位的疼痛。静脉麻醉可以在短时间内产生麻醉效果，适用于短小的手术。麻醉药物的正确使用是手术的关键组成部分，它们确保了患者的无痛手术操作和舒适度，同时需要专业的医疗团队来监控和管理，以确保患者的安全和手术的成功。

（二）止痛药物

止痛药物在手术后疼痛管理和康复中起着至关重要的作用。它们能够有效地减轻手术后的疼痛，提高患者的舒适度，并促进康复过程。不同类型的止痛药物包括阿片类药物、非甾体抗炎药（NSAIDs）和局部止痛药，它们在不同情况下发挥不同的作用。阿片类药物是一类强效的止痛药物，包括吗啡、哌替啶、氧多辛等。它们作用于中枢神经系统的阿片受体，能够显著减轻疼痛感觉。阿片类药物通常用于术后疼痛严重的情况，如大型手术或剧烈疼痛。然而，它们具有潜在的成瘾性和药物滥用风险，因此需要谨慎使用，并在医师的监督下使用。非甾体抗炎药（NSAIDs）是一类能够减轻疼痛和炎症的药物，如布洛芬、扑热息痛等。它们通过抑制炎症介质的产生，降低组织炎症和疼痛反应。NSAIDs常常用于轻度到中度的手术后疼痛，尤其在疼痛伴随着炎症时效果显著。与阿片类药物相比，NSAIDs的成瘾性风险较低，但仍需谨慎使用，特别是在存在胃溃疡、肾功能不全等情况下。

局部止痛药通常是外用药物，如局部麻醉药或止痛贴片。它们通过直接作用于疼痛部位，减轻疼痛感觉。局部止痛药常常用于小型手术或在特定区域的疼痛管理中。它们的优点包括不会对全身产生系统性影响，因此较少引起副作用。然而，局部止痛药通常用于较轻度的疼痛，对于剧烈疼痛可能效果不佳。止痛药物在手术后疼痛管理和康复中扮演着关键角色。不同类型的止痛药物可以根据患者的疼痛程度和个体情况进行选择和应用。然而，任何止痛药物的使用都应在医师的指导下进行，并需谨慎评估患者的药物敏感性和潜在的不良反应。通过有效的止痛药物管理，可以提高患者的生活质量，促进手术后的康复过程。

（三）镇静药物

镇静药物在外科手术中发挥着重要作用，它们用于减轻患者的焦虑和提供手术中的安静状态。这些药物可以帮助患者在手术过程中更加舒适，同时也有助于外科医生执行手术。然而，使用镇静药物需要遵循一系列安全和监测要求，以确保患者的安全和药物的有效性。苯二氮䓬类药物是一类常用于镇静的药物，如地西泮和劳拉西泮等。它们通过影响中枢神经系统来产生镇静和抗焦虑的效果。这些药物通常在手术前给予患者，以帮助他们在手术前保持冷静。然而，使用苯二氮䓬类药物需要谨慎，因为它们可能导致过度镇静和呼吸抑制。因此，医疗专业人员必须根据患者的个体需要和药物敏感性来确定适当的剂量，并监测患者的生命体征，以确保安全。

镇静药物的监测是至关重要的。在手术中，患者的生命体征，如心率、呼吸和血压，必须定期监测。这有助于医疗专业人员及时发现任何异常情况，并采取必要的措施。患者的镇静水平也需要不断评估，以确保他们处于适当的镇静状态。这些监测措施有助于避免药物过量或不足，保持患者的安全和舒适。镇静药物的选择和剂量应该根据患者的个体情况来确定。不同患者可能有不同的药物反应和药物过敏史，因此医疗专业人员必须进行详细的评估和病历记录，以确定最合适的药物选择和剂量。同时，患者的年龄、健康状况和手术类型也会影响镇静药物的选择。医疗专业人员必须权衡风险和收益，确保患者在手术中获得最佳的镇静效果。

安全记录和文档是使用镇静药物时的关键要求。医疗专业人员必须详细记录镇静药物的用量、时间和效果，以及患者的反应和监测结果。这些记录有助于医疗团队跟踪患者的药物历史，确保药物管理的一致性和安全性。镇静药物在外科手术中的使用是为了减轻患者的焦虑和提供手术中的安静状态。然而，使用这些药物需要遵循严格的安全和监测要求，包括药物选择和剂量的个体化、定期监测生命体征、安全记录和文档等。这些措施有助于确保患者的安全和药物的有效性，提高了外科手术的质量和安全性。

二、抗感染药物和其他外科相关药物的用途

（一）抗感染药物

抗感染药物是在外科手术中预防和治疗感染的关键工具。它们可以分为抗生素、抗真菌药物和抗病毒药物，根据手术类型和患者情况的不同，医生会选择适当的药物来控制感染风险。抗生素是用于预防和治疗细菌感染的药物。它们广泛用于手术前和手术后，以减少细菌感染的风险。抗生素可以通过口服或静脉注射的方式给予患者。在手术前，抗生素通常在手术开始前一小时内给予，以确保有效浓度在手术时达到。在手术后，抗生素可能会继续使用，以预防术后感染。正确的抗生素选择和使用是关键，因为不同类型的细菌对不同的抗生素具有不同的敏感性。抗生素的滥用可能会导致细菌对药物产生耐药性，因此必须按照医嘱使用。抗真菌药物是用于预防和治疗真菌感染的药物。真菌感染在一些手术中可能是风险因素，特别是对于免疫系统受损的患者。抗真菌药物通常用于外科手术前和手术后，以减少真菌感染的风险。它们可以通过口服或静脉注射的方式给予患者。与抗生素一样，正确的抗真菌药物的选择和使用非常重要，因为不同类型的真菌对不同的药物具有不同的敏感性。抗真菌药物的滥用可能会导致真菌对药物产生耐药性。抗病毒药物是用于预防和治疗病毒感染的药物。在一些手术中，特别是涉及器官移植或免疫抑制的情况下，抗病毒药物可能会用于预防病毒感染的传播。这些药物通常是根据患者的具体情况和病毒类型来选择的。正确的抗病毒药物的选择和使用对于预防手术相关病毒感染非常重要，因为病毒感染可能会对患者的康复和手术结果产生不利影响。抗感染药物在外科手术中的应用是预防和治疗感染的关键措施。抗生素用于控制细菌感染，抗真菌药物用于控制真菌感染，抗病毒药物用于控制病毒感染。正确的药物选择和使用非常重要，以确保手术患者的安全和舒适，并减少感染的风险。感染控制策略，如手术室的洁净度和术后伤口护理，也是减少感染风险的关键因素。综合使用抗感染药物和感染控制措施可以有效地提高手术成功率和患者康复。

（二）抗凝药物

抗凝药物是一类用于预防血栓形成和减少手术相关血栓风险的药物，它们在外科护理中扮演着重要角色。两种主要类型的抗凝药物是肝素和华法林，它们在不同情况下使用，需要进行监测和谨慎管理以确保安全性和有效性。肝素是一种常用的抗凝药物，分为普通肝素和低分子量肝素。它们通过抑制凝血因子的活性，减少血液凝块的形成。普通肝素通常用于静脉注射，而低分子量肝素则通常用于皮下注射。肝素常常在外科手术前或术后几天内使用，以预防深静脉血栓形成和肺栓塞。然而，肝素的使用需要密切监测患者的凝血指标，如部分凝血活酶时间（PTT）或抗凝血酶时间（aPTT），以确保在治疗范围内。

华法林是一种口服抗凝药，通常用于长期抗凝治疗。它通过抑制维生素 K 的活性，减少凝血因子的合成。华法林常用于慢性疾病，如心房颤动、深静脉血栓形成或人工心脏瓣膜置换等，以预防血栓的形成。然而，华法林的剂量需要根据患者的国际标准化比值（INR）进行监测和调整，以确保在治疗范围内。同时，患者需要密切监测任何潜在的药物相互作用和饮食影响，因为维生素 K 的摄入可以影响华法林的效果。抗凝药物的监测和安全使用至关重要。患者的凝血功能需要定期检查，以确保抗凝治疗的有效性和避免出血或血栓并发症。医疗保健提供者需要仔细评估患者的病史、药物过敏情况和其他因素，以确定最合适的抗凝治疗方案。患者也需要接受教育，了解抗凝药物的正确使用、副作用和潜在风险。抗凝药物如肝素和华法林在外科护理中发挥着关键作用，帮助预防血栓形成和减少手术相关的血栓风险。然而，它们需要仔细的监测和管理，以确保安全和有效的治疗。通过合理的抗凝治疗，可以降低患者的并发症风险，并提高手术的成功率。

（三）其他外科相关药物

在外科护理中，除了镇静药物，还常常使用抗炎药物、生长因子和维生素等药物，它们在手术和康复过程中发挥着重要的作用。抗炎药物在外科手术中广泛使用。这些药物可以帮助减轻手术后的疼痛和炎症反应，有助于提高患者的舒适度和康复速度。非甾体抗炎药（NSAIDs）如布洛芬和扑热息痛通常用于控制手术后的疼痛和肿胀。抗生素也是常见的药物，用于预防或治疗手术后的感染。这些药物在手术后期的康复过程中起到了关键作用，有助于减轻患者的不适和促进伤口愈合。生长因子在外科护理中具有重要作用。生长因子是蛋白质分子，它们在细胞生长和组织修复中发挥作用。在手术后，生长因子可以用于促进伤口愈合和组织再生。例如，表皮生长因子可以帮助加速皮肤伤口的愈合，骨髓生长因子可以促进骨骼组织的再生。这些生长因子通常以药物或外用剂的形式应用于伤口上，有助于加速康复过程。

维生素也在外科护理中扮演着重要角色。维生素是维持身体正常功能所必需的化合物，它们在手术和康复中的作用多种多样。例如，维生素 C 对于胶原蛋白的合成和伤口愈合至关重要。维生素 D 有助于骨骼健康和骨折的康复。维生素 K 在凝血过程中发挥关键作用，有助于减轻手术后的出血风险。医疗专业人员通常会监测患者的维生素水平，并在需要时进行维生素补充，以支持手术和康复。抗炎药物、生长因子和维生素等药物在外科护理中扮演着重要的角色。它们有助于控制手术后的疼痛和炎症，促进伤口愈合和组织再生，维护患者的健康和舒适度。医疗专业人员需要根据患者的具体情况和手术类型来合理应用这些药物，以确保手术和康复的成功。这些药物的正确使用有助于提高患者的生活质量，加速康复过程，减轻手术的不适和并发症风险。

第二节　药物计算与给药途径

一、药物计算

（一）剂量计算

药物剂量计算在医疗领域中扮演着至关重要的角色，是确保患者获得适当治疗的关键环节。医生和护士必须综合考虑多个因素来计算药物的剂量，以确保患者的治疗安全和有效。这些因素包括患者的体重、年龄、性别、肾功能和肝功能等，剂量计算必须非常精确和谨慎，以避免药物过量或不足的情况发生。体重是计算药物剂量的重要因素之一。不同患者的体重差异可能会导致药物的分布和代谢速率存在差异。因此，医疗专业人员通常会使用患者的体重来调整药物的剂量，以确保每个患者获得的药物量是合适的。通常，药物剂量会根据体重的单位（如千克）来计算，以确保精确度。年龄也是计算药物剂量时要考虑的重要因素之一。年龄可能影响患者的代谢和药物排泄速率。儿童和老年患者可能需要不同于成年患者的剂量，因此医疗专业人员通常会根据患者的年龄来确定适当的剂量。

性别也可以在药物剂量计算中起到一定的作用。某些药物在男性和女性之间的代谢差异可能会存在，因此医疗专业人员有时会考虑性别来调整药物的剂量。然而，性别通常不是主要的剂量计算因素，而是结合其他因素一起考虑的。肾功能和肝功能是另外两个重要因素，影响药物的代谢和排泄。如果患者有肾脏或肝脏疾病，他们的药物代谢可能会受到影响，因此医疗专业人员必须根据患者的肾功能和肝功能来调整药物的剂量，以确保药物在患者体内的浓度是合适的。药物剂量计算是医疗领域中至关重要的过程，它需要综合考虑患者的体重、年龄、性别、肾功能和肝功能等多个因素。精确和谨慎的剂量计算可以确保患者获得适当的治疗，同时避免药物过量或不足的风险。医疗专业人员必须具备相关知识和技能，以有效地进行药物剂量计算，确保患者的治疗安全和有效。

（二）药物浓度计算

药物浓度计算是医疗护理中一个至关重要的环节，涉及药物的稀释和制备，以确保最终的药物浓度符合治疗要求。护士在执行医嘱时必须具备精确计算和制备药物的技能，以保证患者获得安全有效的治疗。药物浓度计算需要考虑医嘱中所规定的剂量和浓度。医嘱通常会指定要给予患者的药物剂量，以及所需的最终药物浓度。护士需要仔细阅读医嘱，并根据其要求来进行计算。这可能涉及将药物从其原始浓度稀释到目标浓度，或者根据患者的体重和生理情况来计算剂量。

护士需要了解药物的稀释方法和技巧。不同类型的药物可能需要不同的稀释方法，包括溶解、冲洗、混合等。护士必须严格遵循制造商提供的稀释指南，确保药物在正确的容器中准确稀释。护士还需要确保药物在制备和稀释过程中的无菌性，以防止任何污染或细菌感染。药物浓度计算涉及精确的测量。

护士需要使用准确的测量工具，如注射器、量杯、瓶盖等，来确保药物剂量和容量的准确性。错误的测量可能导致药物浓度偏离预期，从而影响治疗的有效性和安全性。护士还需要考虑药物的稳定性和储存条件。一些药物可能在制备后需要立即使用，而其他药物可能需要在特定条件下储存，如冷藏或避光。护士必须了解每种药物的特殊要求，并按照要求来制备和存储药物，以确保其质量和效力不受损害。护士必须在制备和给药过程中仔细记录所有相关信息。这包括药物的名称、剂量、浓度、给药途径、时间和日期等信息。详细的记录有助于跟踪患者的治疗进展，确保医疗过程的追踪和质量控制。药物浓度计算是医疗护理中一个至关重要的技能，对于患者的安全和治疗效果具有重大影响。护士需要具备准确计算和制备药物的能力，遵循严格的稀释和制备流程，以确保患者获得合适浓度的药物，从而保证治疗的有效性和安全性。

（三）输液速率计算

在护理实践中，静脉给药是一项常见的任务，护士需要计算输液的速率，以确保患者按照医嘱获得正确的药物剂量。输液速率计算涉及多个关键因素，包括液体容积、输液时间和所需的药物剂量等。护士必须精确地计算输液速率，以确保患者得到合适的治疗。液体容积是计算输液速率的关键因素之一。护士需要知道输液袋中的液体容积，通常以毫升（mL）为单位表示。液体容积取决于医嘱和治疗方案，可能会因患者的情况而有所不同。护士必须准确记录输液袋中的容积，并确保选择正确的液体容积用于计算输液速率。输液时间是计算输液速率的另一个关键因素。输液时间通常以小时（h）为单位表示，它表示输液应该持续多长时间。输液时间是根据医嘱确定的，可以是几小时或数天，具体取决于患者的需要。护士必须了解输液时间，并在计算输液速率时将其考虑在内。所需的药物剂量是计算输液速率的重要因素之一。医嘱通常规定患者需要接收的药物剂量，这通常以毫克（mg）或国际单位（U）等单位表示。护士必须明确了解所需的药物剂量，并根据医嘱计算出正确的输液速率，以确保患者得到正确的治疗。

计算输液速率的方法通常涉及部分公式。

输液速率（mL/h）＝所需的药物剂量（mg 或 U）/ 液体容积（mL）÷ 输液时间（h）

护士使用这个公式来计算输液速率，并设置输液设备以确保药物以正确的速率输送给患者。这样，患者就能够按照医嘱获得正确的药物剂量，确保治疗的有效性和安全性。计算输液速率是护士在静脉给药中的关键任务之一。这需要考虑液体容积、输液时间和所需的药物剂量等多个因素。护士必须精确计算输液速率，以确保患者按照医嘱获得正确的治疗，从而保证治疗的有效性和安全性。这是护理实践中不可或缺的一部分，对于提供高质量的医疗护理至关重要。

二、给药途径

（一）口服给药

口服给药是最常见的药物给予途径之一，它通过患者通过口腔吞咽药物来将药物引入胃肠道。这种给药途径非常方便，但药物的吸收受到胃酸和肠道吸收的影响，因此护士在患者服用口服药物时需要特别注意，以确保正确的药物剂量被患者摄入。口服给药的药物剂量计算是关键的。医生通常会根据患者的病情、体重、年龄和其他因素来确定药物的剂量。护士需要仔细阅读医嘱，确保患者按照正确的剂量服用药物。在某些情况下，药物的剂量可能需要根据患者的生理特征进行调整，如肾功能或肝功能不全的患者，因为这些因素可能影响药物的代谢和排泄。护士需要确保患者正确服用药物。这包括向患者提供明确的指导，以确保他们按照医嘱来服用药物。护士可以告诉患者何时服药，是否需要与饮食一起服用或空腹服用，以及药物与其他药物之间是否有相互作用。护士还应该鼓励患者按照医嘱来完成整个疗程，即使症状消失也不应提前停止用药，以确保疾病完全治愈。在确保患者正确服用药物的同时，护士还需要关注药物的吸收情况。胃酸和胃肠道吸收可能会影响药物的有效性。护士可以建议患者遵循医嘱，如在饮食方面的要求，以确保药物在最佳条件下被吸收。护士还应该监测患者的病情和药物的效果，以及可能出现的不良反应或药物相互作用。口服给药是一种常见的药物给予途径，但护士在患者服用口服药物时需要特别小心。药物剂量的准确计算、患者正确服用药物以及关注药物的吸收情况都是确保患者获得有效治疗的关键步骤。护士的关怀和监测可以帮助确保患者获得最佳的治疗效果，并减少不良事件的发生。口服给药是一种方便的给药方式，但护士的专业知识和照顾对于患者的健康至关重要。

（二）注射给药

注射给药是一种将药物快速进入患者体内的常见途径，包括皮下注射、肌内注射和静脉注射等。这些注射途径可以确保药物迅速进入血液循环，适用于紧急情况和需要迅速发挥作用的药物。护士在执行医嘱时必须具备准确计算药物剂量、选择合适注射途径以及正确执行注射技术的技能，以确保治疗的安全和有效。护士需要根据医嘱准确计算药物剂量。医嘱通常会规定要给予患者的药物剂量，这可能基于患者的体重、年龄、病情等因素进行计算。护士必须仔细审查医嘱，确保正确理解并计算出准确的剂量。错误的剂量计算可能会导致患者接收到过量或不足的药物，从而影响治疗的效果和安全性。护士需要选择合适的注射途径。不同的药物和治疗情况可能需要不同的注射途径。例如，皮下注射常用于给予疫苗、胰岛素和一些生物制剂。肌内注射通常用于给予某些抗生素和疼痛管理药物。静脉注射则常用于紧急情况下的急救药物、输液和营养支持。护士需要根据药物性质、治疗目标和患者情况来选择最适合的注射途径。

注射技术的正确执行至关重要。护士必须遵循严格的注射原则和消毒要求，确保注射过程无菌和安全。这包括正确的针头选择、注射部位的准备和药物的慢速注射，以防止疼痛或不适。护士需要检查注射器的可操作性，确保没有气泡或泄漏，以避免药物浪费或不准确的给药。护士必须进行注射后的监测和评估。监测患者的生命体征和任何不良反应，以确保药物的安全性和有效性。护士还需要与患者进行有效的沟通，提供关于治疗和可能的副作用的信息，以帮助患者理解和配合治疗计划。注射给药是医疗护理中一个关键的治疗途径，对于患者的治疗效果和安全性具有重要影响。护士需要具备准确计算药物剂量、选择合适注射途径和正确执行注射技术的技能，以确保治疗的顺利进行和患者的康复。通过正确的注射给药实践，可以提高患者的生活质量，加速疾病治疗过程。

（三）气道给药

气道给药是一种常见的治疗方法，特别适用于呼吸系统疾病的治疗。在气道给药中，药物通过吸入器或雾化器等设备送入患者的呼吸道，以直接作用于呼吸道组织，有效地治疗呼吸系统疾病。护士在气道给药中发挥着关键的角色，他们需要协助患者正确使用吸入器或雾化器，并根据医嘱计算药物剂量，以确保治疗的有效性和安全性。护士需要协助患者正确使用吸入器或雾化器。吸入器是一种将药物以雾状或气雾的形式送入患者呼吸道的设备。不同类型的吸入器可能具有不同的使用方法，例如，干粉吸入器、喷雾吸入器和涡轮吸入器等。护士必须具备对这些设备的熟悉度，能够向患者解释正确的使用方法，并确保患者能够正确操作吸入器，以确保药物被有效地送入呼吸道。护士需要根据医嘱计算药物剂量。不同患者可能需要不同剂量的药物，具体剂量取决于患者的年龄、病情严重程度和医生的处方。护士必须仔细阅读医嘱，确定所需的药物剂量，并确保正确配制药物以供气道给药。药物的剂量通常以毫克（mg）或微克（μg）等单位表示，护士必须在计算和配制药物时精确无误，以避免过量或不足。

护士需要监测患者的反应和治疗效果。在气道给药后，护士必须观察患者的呼吸情况、心率和氧饱和度等生命体征，并记录任何不适或不良反应。这有助于及时发现并纠正任何问题，确保治疗的安全性和有效性。护士还需要与医生和其他医疗专业人员合作，共同评估患者的病情和治疗进展，以做出必要的调整。气道给药是治疗呼吸系统疾病的重要方法，护士在其中发挥着关键的作用。他们需要协助患者正确使用吸入器或雾化器，根据医嘱计算药物剂量，并监测治疗效果和患者的反应。这些措施有助于确保气道给药的安全性和有效性，帮助患者更好地管理呼吸系统疾病，提高生活质量。护士在这一过程中扮演了关键的角色，为患者提供了专业的护理和支持。

第三节　药物副作用与不良反应的处理

一、药物副作用的种类与常见不良反应

（一）药物副作用的分类

药物副作用是在药物治疗过程中可能出现的不期望的反应或不良事件，它们可以根据不同的特征和机制进行分类。了解不同类型的药物副作用对于患者的安全和治疗成功至关重要。生理学性副作用是与药物的药理学作用有关的不良反应。这些副作用通常是直接与药物的目标生物分子或生理过程相关的。例如，降压药可能会导致低血压，因为它们通过抑制特定的生理机制来减少心脏的泵血能力。生理学性副作用通常是可以预测的，但在一些情况下，患者可能对药物反应不同，导致不良反应的发生。药物过敏反应是由患者的免疫系统对药物产生异常的免疫反应而引起的副作用。这种类型的副作用通常是不可预测的，并且可以导致严重的过敏反应，如药物过敏性休克或药物疹。药物过敏反应可能需要立即停药并采取紧急医疗措施，以避免严重的后果。因此，了解患者的药物过敏史是非常重要的。

药物依赖是指患者在长期使用某些药物后，可能会出现生理和心理上的依赖。这种依赖可能导致患者对药物的滥用，即使不再需要治疗，也会继续使用药物。药物依赖通常与一些药物类别，如镇静剂、镇痛剂和精神药物相关。医疗专业人员需要警惕患者可能的药物依赖问题，以及采取适当的措施来管理和预防。药物滥用是指患者故意滥用药物，通常是为了获得药物所带来的愉悦感。这种滥用可能导致严重的健康问题，包括生理和心理上的依赖。一些药物，如麻醉剂和毒品，特别容易被滥用。医疗专业人员需要对患者的药物滥用风险保持警惕，以及采取措施来预防和治疗药物滥用问题。药物副作用可以根据不同的特征和机制进行分类，包括生理学性副作用、药物过敏反应、药物依赖和药物滥用等。了解不同类型的药物副作用对于患者的安全和治疗成功非常

重要。医疗专业人员需要仔细监测患者的反应，识别可能的副作用，并根据情况采取适当的措施来管理和预防药物副作用。同时，患者也需要与医疗专业人员积极合作，报告任何不适或不良反应，以确保他们获得安全有效的治疗。

（二）常见不良反应

药物治疗在医疗护理中是常见的，然而，与之伴随的常见药物副作用和不良反应需要护士密切关注和处理。这些副作用包括恶心、呕吐、过敏反应、药物相互作用和药物依赖性，它们可以对患者的治疗和生活质量产生重要影响。因此，监测和报告不良反应对于患者的安全和康复至关重要。恶心和呕吐是常见的药物副作用。许多药物对胃肠道产生刺激作用，导致患者感到恶心或呕吐。这不仅会导致患者的不适，还可能影响他们对治疗的依从性。护士需要监测患者的食欲、口服药物的耐受性以及任何与恶心和呕吐相关的不适。对于出现明显呕吐的患者，可能需要采取额外的药物治疗或改变给药途径。

过敏反应是一种严重的药物不良反应。某些患者可能对药物产生过敏反应，包括皮肤疹、荨麻疹、呼吸急促和严重的过敏性休克。护士需要仔细询问患者的药物过敏史，并在治疗中密切监测任何可能的过敏症状。如果发生过敏反应，护士必须迅速采取措施，停止药物给予，提供抗过敏治疗，如抗组胺药物和肾上腺素。药物相互作用可能会影响治疗的效果。许多患者需要同时服用多种药物来管理不同的健康问题。护士需要仔细了解患者的药物清单，以确定是否存在可能的药物相互作用。某些药物相互作用可能会降低药物的疗效，增加副作用的风险，甚至导致严重的不良反应。因此，护士需要监测患者的药物清单，并及时与医生讨论任何潜在的相互作用。

药物依赖性是另一个需要关注的问题。某些药物具有成瘾性，患者可能会发展出对药物的依赖性。护士需要定期评估患者的用药习惯，监测是否存在药物滥用或依赖的迹象。对于可能存在依赖性的药物，护士需要与医生合作，制订逐渐减少药物剂量或寻找替代治疗方案的计划，以避免患者的药物依赖问题。常见的药物副作用和不良反应对于患者的治疗和康复具有重要影响。护士需要密切监测和报告这些反应，以确保患者的安全和治疗的有效性。通过及时识别和处理不良反应，可以改善患者的治疗体验，提高治疗的成功率，以及降低患者的不适和风险。

二、药物副作用和不良反应的处理方法

（一）不良反应的预防

预防不良反应是医疗团队的重要职责之一，它可以通过多种方法来实现，以确保患者获得安全和有效的治疗。仔细的用药史记录是预防不良反应的关键。医疗团队应该详细了解患者的用药历史，包括过去的药物使用、过敏史和不良反应的经历。这些信息有助于医生选择最合适的治疗方案，并避免使用可能引起不良反应的药物。患者也应积极告知医疗团队有关他们的用药历史，以便医生能够做出明智的决策。合理的用药方案是预防不良反应的关键。医生应根据患者的病情、年龄、性别、体重、肾功能、肝功能等因素来制订个性化的治疗方案。药物的选择、剂量和给药途径都应经过仔细考虑，以最大限度地减少不良反应的风险。医疗团队还应遵循最新的药物治疗指南和研究结果，以确保患者获得最佳的治疗效果。

监测患者的生理状况是预防不良反应的重要步骤。医疗团队应定期评估患者的健康状况，包括测量生命体征、实验室检查和临床评估。这有助于及早发现不良反应的迹象，并采取适当的措施来处理。患者应定期接受医疗检查，并向医生报告任何不适或不良反应，以便及时干预。教育患者和他们的家属也是预防不良反应的关键。医疗团队应向患者提供关于药物的信息，包括用药方式、剂量、可能的不良反应和应对方法。患者和家属应该了解药物的重要性，以确保按照医嘱正确服药，并知道何时寻求医疗帮助。患者还应遵循医生的建议，不要自行更改药物剂量或停止用药，以免引发不良反应或疾病复发。预防不良反应是医疗团队的职责之一，可以通过仔细的用药史记录、合理的用药方案、监测患者的生理状况和患者教育来实现。医疗团队需要全力以赴，确保患者获得安全有效的治疗，最大限度地减少不良反应的发生。患者和家属也需要积极参与治疗过程，与医疗团队合作，以确保他们的健康得到妥善照顾。

（二）不良反应的治疗

处理药物不良反应是医疗护理中的关键任务之一，因为不良反应可能会对

患者的治疗效果和生活质量产生不利影响。不同类型的不良反应需要不同的处理方法，包括停药、调整剂量、提供支持疗法和使用对症治疗方法。下面将针对不同类型的不良反应强调适当的处理措施。当患者出现严重的过敏反应时，最重要的处理方法是立即停止使用引发过敏反应的药物。护士和医生应立即采取措施停止给药，并评估患者的症状严重程度。在处理过敏反应时，可能需要使用抗组胺药物来减轻过敏症状，如荨麻疹和瘙痒。在严重过敏反应的情况下，可能需要紧急使用肾上腺素以应对过敏性休克等紧急症状。对于患者出现明显的药物毒性反应或严重的不适，可以考虑调整药物剂量或更换药物。护士需要与医生密切合作，根据患者的临床症状和药物治疗的需要来决定是否需要调整剂量或更换治疗方案。这可以包括降低药物剂量、延长药物给予的间隔时间或选择替代药物。

对于一些药物引起的不良反应，可能需要提供支持性疗法来减轻症状或加速康复。例如，如果患者出现药物引起的恶心和呕吐，护士可以提供药物来缓解这些症状，同时建议患者采取轻食或分次进食来减轻不适。对于药物引起的贫血或血小板减少症状，可能需要输血或其他支持性治疗来维持患者的血液功能。对于一些不良反应，对症治疗方法可以提供一定的帮助。例如，如果患者在药物治疗期间出现皮肤瘙痒或疼痛，护士可以建议患者使用局部止痛药或抗痒药来缓解不适。对于一些消化道不适症状，可能需要使用胃肠道护理药物来减轻症状。

处理不良反应的方法需要根据不同类型的反应和患者的具体情况而定。护士在处理不良反应时需要与医生合作，采取适当的措施以确保患者的安全和康复。通过及时的干预和有效的处理，可以降低不良反应对患者的不适和风险，提高治疗的成功率和患者的生活质量。

（三）不良反应的监测和报告

不良反应的监测是医疗护理中的一项关键任务，它涉及定期检查和实验室检测，以及报告不良反应的重要性。及时记录和报告不良反应对于改善患者护理和药物安全至关重要。不良反应的监测方法包括定期检查和实验室检测。定期检查涉及护士对患者进行常规的体格检查，以寻找潜在的不良反应迹象。这可能包括检查患者的皮肤、黏膜、呼吸、心率、体温等生命体征。护士还会询问患者是否出现不适或不良症状，以了解他们的主观感受。实验室检测涉及护士采集患者的血液、尿液或其他生物样本，以测量特定的生物标志物或药物浓度。这些检测可以提供有关药物在体内的代谢和效应的信息，有助于监测不良反应的发生和程度。报告不良反应的重要性不可忽视。护士在发现不良反应后必须及时记录并报告给医疗团队，包括医生、药师和其他护理人员。报告不良反应有助于及时采取必要措施，防止不良反应进一步恶化。医疗团队可以根据报告的信息调整治疗方案，改变药物剂量或选择其他治疗方法，以确保患者的安全和舒适。

不良反应的报告也对于药物安全和监测非常重要。医疗机构通常会参与药物不良反应的监测和报告，以确保药物的安全性。护士的报告可以为监测系统提供宝贵的信息，有助于发现罕见的不良反应或药物相互作用，从而改进药物的使用和处方。及时记录和报告不良反应有助于提高患者护理的质量。通过了解患者对药物的反应，医疗团队可以更好地个性化治疗计划，减少不必要的不良反应，提高治疗的效果。这有助于提高患者的满意度和生活质量，确保他们获得最佳的医疗护理。不良反应的监测方法包括定期检查和实验室检测，报告不良反应对于改善患者护理和药物安全至关重要。护士在监测患者时应密切关注潜在的不良反应迹象，及时记录并报告医疗团队，以确保患者的安全和舒适。这是提供高质量医疗护理的必要步骤，有助于优化患者的治疗效果和康复过程。

第四节　药物管理的最佳实践

一、临床药物管理

（一）药物识别和验证

在临床药物管理中，正确识别和验证药物是至关重要的，这是确保患者获得正确治疗的关键步骤。护士在每个药物管理环节都必须执行仔细地核对程序，以确保医嘱的准确性，检查药物标签和药物本身，从而避免药物相关的错误。

核对患者的身份是至关重要的。在每次给药前，护士必须确认患者的身份，通常通过要求患者提供姓名、出生日期或病历号等信息。这可以避免将药物错误地给予患者，特别是在多患者环境下，如医院病房或护理院。核对医嘱的准确性是不可或缺的。护士必须仔细检查医嘱，确保药物的名称、剂量、途径、频率和持续时间等信息是准确的。医嘱错误可能导致患者获得错误的药物或不适当的剂量，从而对患者的健康造成风险。如果护士发现医嘱存在问题，应及时与医生联系以进行更正。

检查药物标签和药物本身也是至关重要的。护士必须仔细查看药物标签，确保药物的名称、剂量和途径与医嘱一致。护士需要检查药物本身，确保它们的外观、颜色和形状与预期的药物相匹配。任何药物标签或药物本身的不一致都必须引起警惕，并且不能使用，直到问题得到解决。护士还应遵守"五正确"原则，即正确患者、正确药物、正确剂量、正确途径和正确时间。这意味着在给药前，护士必须确认患者的身份、核对医嘱、检查药物标签和药物本身，然后按照医嘱的要求正确给药，确保药物在正确的时间和途径下被患者摄入。护士需要保持高度的警惕性和专注力。药物管理是一个复杂的过程，要求护士在每个步骤都保持专注，避免分心或匆忙操作。护士应积极报告任何可能的药物错误或不良事件，以促进药物安全和改进医疗实践。正确识别和验证药物是临床药物管理中至关重要的步骤，它有助于确保患者获得正确的治疗，避免药物相关的错误和不良事件。护士必须仔细核对患者身份、医嘱准确性，检查药物标签和药物本身，并遵守"五正确"原则。这些措施有助于提高药物安全，保护患者的健康。

（二）药物储存和配送

药物储存和配送是医疗护理中至关重要的环节，需要遵循严格的标准和规程，以确保药物的质量和安全性。护士在这方面扮演着关键的角色，需要确保药物存放在适当的条件下，并在配送过程中保持药物的无菌性和完整性。药物储存需要符合特定的环境条件。不同的药物可能对温度和湿度有不同的要求，因此护士需要仔细了解每种药物的存储条件。一些药物需要储存在冷藏条件下，而其他药物则需要避免高温和高湿度。护士需要监测储存区域的温度和湿度，确保它们在合适的范围内，并及时采取措施来纠正任何不适当的条件。

药物在储存和配送过程中需要避免受到光线、湿气或污染的影响。光线可以对某些药物的稳定性产生负面影响，因此需要使用遮光容器或保持药物在原包装中。湿气可能导致药物分解或受损，因此需要确保储存区域保持干燥。药物容易受到污染，所以在储存和配送过程中需要采取无菌操作，以防止细菌或其他污染物进入药物。药物配送也需要严格的控制，以确保药物的无菌性和完整性得到保持。护士需要使用适当的容器和包装材料，以防止药物在配送过程中受到挤压或碰撞。药物的包装应该密封完好，以防止外部污染。在药物配送过程中，护士需要遵循无菌操作的原则，确保药物不受细菌或其他污染物的污染。

药物配送需要符合特定的时间和温度要求。一些药物需要在特定的时间内送达，以确保患者能够按时接受治疗。另外，一些药物需要在特定的温度下配送，以保持其稳定性。护士需要密切合作与药房和配送团队，确保药物按照要求配送给患者。药物储存和配送是医疗护理中不可或缺的一部分，需要遵循严格的标准和规程，以确保药物的质量和安全性。护士在这一过程中扮演着关键的角色，需要确保药物存储在适当的条件下，并在配送过程中维护药物的无菌性和完整性，以保障患者的安全和治疗效果。

（三）药物计算和准备

药物计算和准备是护士在医疗护理中的一项至关重要的任务，它涉及正确计算药物剂量、选择合适的药物和途径，以及准备药物剂量。护士需要使用正确的工具和方法进行药物计算，以确保药物剂量的准确性。同时，药物的准备需要遵循无菌技术和正确的操作步骤，以确保患者的安全和治疗的有效性。药物计算是护士的基本技能之一。在计算药物剂量时，护士必须仔细阅读医嘱，了解所需的药物种类、剂量单位和给药途径。根据医嘱中的信息，护士需要计算出患者所需的具体药物剂量。这通常涉及将患者的体重、年龄和病情严重程度等因素考虑在内，以确保药物的安全和有效。选择合适的药物和途径也是关键。不同药物有不同的适应证和给药途径，护士必须根据患者的病情和医嘱来选择最合适的药物和给药途径。例如，某些药物需要通过口服给药，而另一些需要通过注射、吸入或外用途径给药。护士必须确保选择的药物和途径符合医嘱和患者的需要，以确保治疗的有效性。

药物的准备需要遵循无菌技术和正确的操作步骤。无菌技术是确保药物制备过程中不会引入细菌或其他有害微生物的重要方法。护士必须在准备药物前进行手卫生，使用无菌器具和设备，避免交叉污染，以及严格按照药物准备的标准程序进行操作。这包括药物的正确稀释、混合和悬浮，以确保药物的浓度和纯度达到医疗标准。药物计算和准备的准确性对于患者的安全至关重要。错误的药物剂量或给药途径可能导致不良反应、毒性反应或治疗效果不佳。因此，护士必须对药物计算和准备过程保持高度的警惕性和专注力，避免任何药物相关的错误。在医疗团队的支持下，护士可以确保患者获得准确、安全和有效的药物治疗。药物计算和准备是护士的核心职责之一，它要求护士具备精确的计算能力、正确选择药物和途径的判断力，以及严格遵守无菌技术和操作步骤的规程。这些步骤共同确保患者的治疗是安全和有效的，最大限度地提高了患者的治疗效果和康复机会。护士在这一过程中发挥着至关重要的作用，为患者提供了高质量的医疗护理。

二、患者药物管理

（一）用药教育和沟通

患者药物管理的一个至关重要的方面是用药教育和沟通。护士在与患者进行药物管理时必须有效地传递药物相关信息，包括药物的名称、用途、剂量、频率、可能的副作用和注意事项。这种有效的用药教育和沟通不仅有助于患者更好地理解药物治疗的重要性，还可以提高患者的药物依从性。用药教育有助于患者理解药物的名称和用途。护士应向患者解释他们正在接受的药物的名称以及药物是用来治疗什么疾病或症状的。这种清晰的信息有助于患者了解药物治疗的目的，增强他们对治疗的信心。告知患者正确的药物剂量和频率是非常重要的。护士应清楚地解释患者应该每次服用多少药物，以及服药的频率是多少。这有助于确保患者按照医嘱正确使用药物，避免过量或不足的情况发生。

　　患者需要了解可能的药物副作用。护士应详细说明可能出现的不良反应，以及这些反应的严重程度。患者应知道哪些副作用是常见的，哪些是罕见的，以及如果出现不适应该采取什么措施。这种信息有助于患者更加警觉，并及时向医疗团队报告任何不良反应。告知患者关于药物的注意事项也是必要的。护士应提供关于药物的正确用法，包括是否需要与饮食一起服用或空腹服用，是否需要避免某些食物或药物相互作用的信息。护士还应提供关于如何存储药物的指导，以确保药物的稳定性和安全性。用药教育可以增强患者的药物依从性。当患者了解药物治疗的重要性、正确的用法和可能的副作用时，他们更有可能按照医嘱正确使用药物。这可以提高治疗的效果，减少不必要的药物相关问题，从而改善患者的健康状况。用药教育和沟通是患者药物管理中不可或缺的一部分。护士必须有效地传递药物相关信息，包括药物的名称、用途、剂量、频率、可能的副作用和注意事项。这有助于患者理解治疗的重要性，提高他们的药物依从性，从而确保他们获得安全有效的治疗。药物教育和沟通是护士的职责之一，它对患者的健康至关重要。

（二）药物监测和评估

　　护士在医疗护理中扮演着关键的角色，其中之一是定期监测患者的药物效应和不良反应。这项任务至关重要，因为它有助于确保患者接受的药物治疗是安全有效的。护士需要定期测量和记录患者的生命体征。这包括测量体温、心率、呼吸频率和血压等生命体征。这些生命体征的监测可以帮助护士评估药物对患者的影响，特别是对于一些可能引起生命体征变化的药物。例如，某些药物可能导致心率增加或血压升高，护士需要监测这些变化并及时采取措施。护士需要检查实验室结果，特别是与药物治疗相关的实验室指标。不同的药物可能会影响患者的血液成分、电解质平衡或肝肾功能等。护士需要了解患者的实验室结果，以确保这些指标在安全范围内。如果实验室结果出现异常，护士需要与医生合作，评估是否需要调整药物剂量或停药。

　　护士需要观察患者的症状和体征。不同的药物可能会引起不同的不良反应或副作用，如恶心、呕吐、头痛、皮疹等。护士需要询问患者是否出现这些症状，并进行详细的观察。患者的反馈对于评估药物治疗的效果至关重要。如果患者出现不适或不良反应，护士需要及时记录并报告给医生，以确定是否需要采取进一步的行动。护士还需要评估患者的药物治疗进展。这包括评估患者是否遵循医嘱，是否按时服药，以及药物治疗是否达到预期的效果。如果患者未能遵循医嘱或药物治疗效果不佳，护士需要与患者进行沟通，提供教育和支持，以确保患者能够有效地接受治疗。如果在监测过程中发现需要调整药物剂量或途径，护士需要与医生合作，制订合适的治疗计划。这可能包括增加或减少药物剂量，更改给药途径，或选择替代药物。护士需要确保这些调整是安全的，并向患者提供相关的教育和指导。护士在监测患者的药物治疗方面扮演着至关重要的角色。通过定期测量生命体征、检查实验室结果、观察症状和体征、评估治疗进展，并与医生合作，护士可以确保患者接受的药物治疗是安全有效的，从而提高患者的治疗效果和生活质量。

（三）防止药物错误

预防药物错误是医疗护理的核心目标之一，它关乎患者的安全和治疗效果。护士在医疗团队中扮演着重要的角色，需要采取多种方法来减少药物错误的风险，同时积极报告和记录任何药物错误，以改进医疗体系。双重核对是一种常用的方法，用于确保正确的药物剂量和给药途径。在双重核对过程中，两名独立的护士或医护人员会独立核对药物的标签、医嘱和患者的身份，以确保一致性和准确性。这一过程有助于防止因匆忙或疏忽导致的药物错误。验证患者的身份是防止药物错误的关键步骤之一。护士必须与患者核对姓名、出生日期、医疗记录号码等个人信息，以确保将药物正确地分配给正确的患者。身份验证是在药物管理过程中的第一道防线，有助于防止患者之间的混淆。电子医疗记录系统也是减少药物错误的有力工具。这些系统可以提供药物交互作用的警报、自动计算药物剂量、记录药物的给药时间等功能，以帮助护士在药物管理中做出准确的决策。电子医疗记录系统可以减少手写处方和医嘱可能引发的误解或错误。

遵循药物标签和医嘱也是预防药物错误的重要步骤。护士必须仔细阅读药物标签和医嘱，确保理解药物的名称、剂量、给药途径和频率。如果有任何不清楚或矛盾之处，护士应及时与医生或药师沟通，以明确医嘱的意图。积极报告和记录任何药物错误是持续改进医疗体系的关键环节。护士应该将药物错误报告给医疗机构的安全委员会或医疗错误报告系统，以便进行调查和分析。这有助于发现药物错误的根本原因，采取纠正措施，防止类似错误再次发生。同时，记录药物错误的细节也有助于建立药物安全的数据追踪，为医疗决策提供支持。预防药物错误是医疗护理的核心任务之一，护士在这一过程中扮演着关键的角色。使用双重核对、验证患者身份、电子医疗记录系统、遵循药物标签和医嘱等方法，可以减少药物错误的风险。同时，积极报告和记录任何药物错误有助于改进医疗体系，提高患者的安全和治疗质量。护士的专业知识和警觉性对于实现这一目标至关重要。

第五章　外科护理中的患者评估与护理计划

第一节　患者评估与风险因素识别

一、外科护理中患者评估

（一）患者基本信息收集

患者评估的第一步是收集患者的基本信息，这些信息对于建立患者的档案和为后续评估提供背景信息至关重要。基本信息包括患者的姓名、年龄、性别、联系信息等。这些信息是建立患者身份的关键要素，它们有助于确保患者在医疗机构的每一次接触都能被正确地识别和记录。姓名用于唯一标识患者，年龄和性别提供了关于患者的基本特征，联系信息则方便了医疗机构与患者的有效沟通。

医疗历史是另一个重要的信息来源。这包括患者的病史、手术史、既往疾病、家族病史等。医疗历史提供了关于患者的过去健康状况和可能的遗传风险的信息。了解患者的病史有助于医疗专业人员更好地理解患者的健康需求，并为制订个性化的治疗计划提供指导。过敏情况是一个关键信息，它告诉医疗团队患者是否对某些药物、食物或其他物质过敏。了解患者的过敏情况是为了避免潜在的过敏反应，这些反应可能会对患者的健康造成严重威胁。医疗专业人员必须在用药或治疗时特别小心，以确保不会触发过敏反应。患者的用药情况也是非常重要的信息。这包括患者正在使用的处方药、非处方药、维生素、补充剂等。了解患者的用药情况有助于医疗专业人员评估可能的药物相互作用，避免不必要的重复用药，以及了解患者是否按照医嘱正确使用药物。

收集患者的基本信息是患者评估的重要第一步。这些信息包括姓名、年龄、性别、联系信息、医疗历史、过敏情况和用药情况。这些信息有助于建立患者的档案，并为后续评估提供了背景信息，从而帮助医疗专业人员更好地理解患者的健康需求和制订适当的治疗计划。这些信息的准确性和完整性对于患者的安全和治疗成功至关重要。

（二）生命体征测量

护士在医疗护理中的重要职责之一是测量患者的生命体征，包括体温、心率、呼吸频率、血压以及饮食等。这些生命体征的监测是医疗护理的基本步骤，对于患者的健康状况评估和疾病诊断至关重要。体温是一个重要的生命体征，反映了患者的体内温度。护士通常会使用体温计来测量患者的体温。正常体温范围是在摄氏度（℃）下，但可能因个体差异、时间和环境因素而有所不同。异常的体温可以提示身体的疾病或感染，也可以是手术后的并发症的早期指标。护士需要定期测量患者的体温，以及时发现任何异常情况并采取相应的措施。心率是指心脏每分钟跳动的次数，通常以每分钟的脉搏数来表示。护士可以通过触摸患者的脉搏或使用心电图仪来测量心率。正常心率范围在成年人中通常为每分钟 60～100 次，但也可能受到年龄、性别和身体状况的影响。异常的心率可以提示心律失常、心脏疾病或其他健康问题。护士需要监测患者的心率，以及时发现任何心脏问题并采取必要的措施。呼吸频率是指每分钟的呼吸次数，通常通过观察患者的胸部运动来测量。正常呼吸频率范围在成年人中通常为每分钟 12～20 次。呼吸频率的异常可以指示呼吸困难、肺部疾病或其他呼吸问题。护士需要监测患者的呼吸频率，以及时发现呼吸问题并采取必要的措施，以确保患者的氧气供应正常。

血压是指血液对血管壁的压力，通常以毫米汞柱（mmHg）为单位表示。护士使用血压计来测量患者的血压，其中包括收缩压（高压）和舒张压（低压）。正常血压范围在成年人中通常为 120/80 mmHg，但可能因年龄、性别和个体差异而有所不同。高血压或低血压可以提示心血管问题、肾脏问题或其他健康问题。护士需要定期测量患者的血压，以及时发现血压问题并采取相应的措施，以维护心血管健康。饮食也是患者生命体征监测中的重要一环。护士需要关注患者的饮食摄入量和饮食习惯，特别是对于需要特殊饮食或有饮食限制的患者。合理的饮食管理对于患者的康复和治疗非常重要，护士需要提供营养建议和教育，确保患者获得足够的营养和能量。护士监测患者的生命体征是医疗护理中的基本任务，有助于及时发现任何异常情况并采取相应的护理措施。通过测量体温、心率、呼吸频率、血压和关注饮食等生命体征，护士可以评估患者的生理状况，提供安全有效的医疗护理，从而促进患者的康复和健康。

（三）症状和疼痛评估

护士在医疗护理中扮演着至关重要的角色，其中包括询问患者是否有任何症状或不适感，以及进行疼痛评估。这些步骤是确保患者获得适当的疼痛管理和护理的关键部分，有助于提高患者的生活质量和康复机会。询问患者是否有任何症状或不适感是一项基本的护理职责。患者可能会面临各种健康问题，包括头痛、恶心、呕吐、胸痛等。护士需要主动与患者交流，询问他们是否感到不适，以便及时发现并处理任何潜在的问题。这种沟通有助于建立信任关系，让患者感到被关心和尊重。疼痛评估是疼痛管理的重要组成部分。疼痛是患者在医疗过程中常常面临的问题，它不仅会影响患者的舒适感，还可能对康复和治疗产生负面影响。护士需要了解患者的疼痛程度、性质和持续时间，以便选择合适的疼痛管理方法。

在进行疼痛评估时，护士可以使用疼痛评分工具，如视觉模拟评分、数字评分等，来帮助患者描述他们的疼痛感受。这些评分工具有助于标定疼痛的强度和频率，以便制订个性化的疼痛管理计划。护士还可以询问患者疼痛的性质，如锐痛、钝痛、刺痛等，以便确定可能的疼痛原因。根据疼痛评估的结果，护士可以选择合适的疼痛管理方法。这可能包括药物疼痛管理，如镇痛药物的使用，或非药物疼痛管理，如物理疗法、放松技巧、按摩等。护士需要根据患者的疼痛特点和个人偏好来制订疼痛管理计划，并定期评估其效果，以便进行必要的调整。护士在医疗护理中的角色非常重要，他们需要主动询问患者是否有任何症状或不适感，以及进行疼痛评估。这些步骤有助于提高患者的生活质量，减轻他们的疼痛和不适感，促进康复和治疗的成功。护士的专业知识和关怀精神对于实现这一目标至关重要，可以让患者感到在医疗护理中得到了全面的支持和关心。

二、风险因素识别

（一）医疗历史分析

护士在医疗护理中的角色不仅仅是提供护理，还包括仔细分析患者的医疗历史。这一过程是为了全面了解患者的健康状况，识别潜在的健康风险因素，以便制订个性化的护理计划，确保患者获得最佳的医疗护理和治疗。了解患者的既往病史是分析医疗历史的重要组成部分。护士需要了解患者曾经患过的疾病、接受过的治疗、药物使用情况等。这有助于护士了解患者的过去健康状况，可能存在的慢性疾病或复发风险，以及对当前健康问题的影响。例如，患者是否有高血压、糖尿病、心脏病等慢性疾病，这些信息对于制订治疗计划和药物管理至关重要。了解患者的手术历史也是医疗历史分析的一部分。护士需要知道患者是否曾接受过手术，手术的类型、日期和结果如何。手术历史可以揭示潜在的手术并发症或需要特殊护理的情况。例如，某些手术可能会导致创面感染或术后并发症，护士需要特别关注这些潜在问题。

患者的慢性病情况也需要仔细了解。护士需要了解患者目前患有的慢性疾病，以及其治疗和管理情况。这有助于护士了解患者的健康需求，协助他们管理慢性病，防止疾病的恶化或复发。家族病史也是医疗历史分析的重要方面。护士需要了解患者的家庭中是否有遗传性疾病或与当前健康问题相关的病史。家族病史可以提供有关患者潜在风险的线索，有助于早期诊断和预防。

护士需要在与患者交流时采用开放性和敏感的方式，鼓励患者分享他们的医疗历史信息。保护患者的隐私和尊重他们的个人信息是护士职业道德的一部分。护士应该建立信任关系，让患者感到舒适和愿意分享他们的医疗历史。仔细分析患者的医疗历史是护士在医疗护理中不可或缺的步骤。这有助于识别潜在的健康风险因素，指导护理计划的制订，并确保患者获得个性化和有效的医疗护理。护士的专业知识和细致的工作在此过程中起到了至关重要的作用，以确保患者的健康和福祉得到充分关注和照顾。

（二）评估患者的社会因素

社会因素在患者的健康风险和医疗护理中扮演着至关重要的角色。护士在提供医疗护理时需要充分了解患者的社会背景，包括生活方式、社会支持系统、文化和信仰等，以便更好地识别和解决潜在的社会风险因素。患者的生活方式对其健康产生深远影响。生活方式因素包括饮食习惯、体育锻炼、吸烟和酗酒等。护士需要与患者讨论其生活方式，并提供健康建议和教育，以帮助他们采取更健康的生活方式。例如，护士可以就营养、减少不健康的行为如吸烟或过度饮酒提供指导，并鼓励患者参与适当的体育锻炼。通过帮助患者改善其生活方式，护士可以降低患者患某些慢性疾病的风险，提高其整体健康水平。社会支持系统对患者的健康和康复至关重要。社会支持系统包括家庭、朋友、社区组织和社会服务机构等。护士需要了解患者的社会支持网络，以评估其在康复过程中的支持程度。有强大的社会支持系统可以提高患者对治疗的依从性，减轻焦虑和抑郁情绪，促进康复。护士可以与患者和其家庭成员讨论社会支持的重要性，并提供资源和建议，以加强患者的社会支持系统。

文化和信仰也是社会因素中的重要组成部分，对患者的医疗护理产生深远影响。不同文化和信仰背景的患者可能对医疗护理有不同的期望和偏好。护士需要尊重和理解患者的文化差异，以提供文化敏感的医疗护理。这可能包括提供适合患者文化和信仰的食物选择、宗教仪式或祈祷支持。护士还需要确保患者理解医疗护理计划，并尊重其决策和信仰。通过与患者建立信任和尊重的关系，护士可以提高患者的满意度和治疗效果。社会因素还包括患者的社会经济状况、教育水平和居住环境等。这些因素可以影响患者的医疗护理获取和遵循程度。护士需要了解患者的社会经济背景，并提供适当的支持和资源，以确保他们能够获得所需的医疗护理。例如，护士可以帮助患者申请医疗补助或提供信息，以获取医疗服务和药物。护士还可以与社会工作者和其他专业人员合作，以解决患者可能面临的社会挑战。社会因素对患者的健康和医疗护理产生重大影响。护士在提供医疗护理时需要充分了解患者的社会背景，包括生活方式、社会支持系统、文化和信仰等，以更好地识别和解决潜在的社会风险因素。通过与患者合作，并提供文化敏感的医疗护理和社会支持，护士可以改善患者的治疗效果和整体健康。

（三）评估患者的心理状态

患者的心理健康状况对其整体健康具有重要影响，因此，在护理过程中评估和关注患者的心理状态至关重要。护士需要识别和了解患者的情感、情绪、焦虑、抑郁等方面的情况，以便提供综合护理和支持。评估患者的情感和情绪状态是关键的。情感和情绪是患者心理健康的重要组成部分，可以直接影响他们的身体健康和生活质量。护士应与患者建立信任和亲近的关系，以便患者能够开放地分享他们的情感和情绪。了解患者的情感状态有助于护士更好地应对患者的需求，提供情感支持和安慰。焦虑和抑郁是常见的心理健康问题，特别是在患者面临疾病、手术、治疗或康复过程中。护士应该具备评估焦虑和抑郁的工具和技巧，以及识别患者可能的风险因素。这些风险因素可能包括个人或家庭历史、社会支持、经济状况、疾病严重性等。早期发现焦虑和抑郁的迹象可以帮助护士采取措施，如提供心理支持、建议专业咨询或引导患者寻求治疗。

识别心理风险因素也是重要的。心理风险因素包括患者可能面临的心理压力、社会孤立、人际关系问题、心理虐待或暴力等。护士需要敏锐地观察和询问患者，以了解他们是否受到这些风险因素的影响。一旦识别出心理风险因素，护士可以采取适当的措施，如提供支持、建议咨询或报告可能的虐待情况，以确保患者的心理健康和安全。护士还应提供心理教育和心理支持。这包括向患者提供关于心理健康的信息，帮助他们认识到心理健康与身体健康之间的关系，以及提供情感支持和心理治疗建议。护士的支持和关怀可以极大地改善患者的心理健康状况，提高他们的生活质量。患者的心理健康状况对其整体健康具有重要影响。护士在护理过程中需要识别和了解患者的情感、情绪、焦虑、抑郁等方面的情况，以便提供综合护理和支持。通过及时的评估和适当的干预，护士可以帮助患者应对心理健康问题，提高其生活质量，促进康复和治疗的成功。心理健康问题与身体健康密切相关，因此在综合护理中应给予足够的重视。

第二节　外科患者的护理计划制订

一、护理计划制订的基本原则和步骤

（一）目标和目的

护理计划的目标和目的是确保患者获得安全、高质量的护理，预防并发症，促进康复以及满足患者的特定病情和需求。这些目标的制订是为了提供个性化的护理，确保患者的整体健康和福祉。护理计划的主要目的之一是提供安全的护理。安全是护理的核心价值之一，护士必须采取措施来降低患者在医疗过程中面临的风险。护理计划的制订应考虑患者的特定病情和需求，以确保护理过程中不会发生不必要的错误或意外事件。这包括正确的药物管理、感染控制、疼痛管理和病情监测等方面的安全措施。护理计划的目标之一是提供高质量的护理。高质量的护理是基于最新的临床实践指南和研究结果，以确保患者获得最佳的治疗效果。护理计划的制订应基于最新的证据，并针对患者的特定病情和需求进行个性化的护理。这包括监测患者的生命体征、实施有效的护理干预、提供专业的护理教育和支持等方面的高质量护理。

护理计划的目标之一是预防并发症。患者在医疗过程中可能面临各种并发症的风险，包括感染、深静脉血栓、褥疮等。护士应该识别并评估患者可能面临的风险，然后采取措施来预防这些并发症的发生。这可能包括定期翻身、使用抗感染措施、进行深静脉血栓预防等。护理计划的目标之一是促进康复。康复是患者恢复健康和功能的关键过程，护士应该在护理计划中考虑到这一点。护士应根据患者的病情和需求制订康复计划，包括康复锻炼、康复护理、康复教育和社会支持等方面的措施。康复的目标是帮助患者恢复到尽可能正常的生活和功能水平。强调护理计划的目标应该与患者的病情和需求相符。每位患者都是独特的，其健康状况、疾病类型和生活背景都有所不同。因此，护理计划必须根据每位患者的特定情况进行定制，以确保提供最适合他们的护理。护士需要与患者密切合作，了解他们的需求和偏好，以制订个性化的护理计划，提高患者的治疗效果和满意度。护理计划的目标和目的是提供安全、高质量的护理，预防并发症，促进康复以及满足患者的特定病情和需求。护理计划的制订应与患者的独特情况相符，以确保提供个性化的护理。护士在护理计划的制订和执行中发挥着关键作用，为患者提供最佳的护理和支持。

（二）评估和数据收集

护理计划的制订是提供有效、安全和个性化医疗护理的关键步骤之一。为了制订全面而有效的护理计划，护士需要进行全面的患者评估，这包括病史、体格检查、实验室检查和影像学检查等多个方面的信息。在制订护理计划时，依靠客观数据和患者的自述是至关重要的，因为这些信息可以帮助护士了解患者的健康状况、识别问题和制订相应的护理干预措施。患者的病史是评估的重要组成部分。护士需要收集关于患者既往的健康状况、疾病史、手术史、过敏反应、用药情况和家族史等方面的信息。这些信息可以帮助护士了解患者的潜在风险因素和健康问题，并为护理计划的制订提供重要参考。例如，如果患者有原发性高血压史，护士可能需要制订控制血压的护理目标和干预措施。

体格检查是评估患者健康状况的关键步骤。护士通过观察、触摸、听诊和敲诊等方法来评估患者的生理状态。体格检查可以帮助护士发现潜在的身体异常和疾病迹象，例如心肺听诊可以检测心脏杂音或呼吸困难。通过体格检查，护士可以获取客观的生理数据，为护理计划的制订提供基础。实验室检查和影像学检查也是评估患者的重要工具。实验室检查可以包括血液检查、尿液检查、影像学检查等。这些检查可以提供详细的生化信息，例如血糖水平、血液成分、细胞计数等，帮助护士更好地了解患者的生理状态。影像学检查如 X 线、CT 扫描和 MRI 可以提供有关器官结构和功能的信息，有助于诊断和治疗计划的制订。

患者的自述也是护理计划制订的重要数据来源。患者可以提供有关症状、疼痛程度、饮食习惯、药物使用和生活方式的信息。这些自述可以帮助护士了解患者的主观感受和需求，有助于个性化护理计划的制订。例如，如果患者报告胸痛和呼吸困难，护士可能会优先考虑心血管相关的护理干预。护理计划的制订需要进行全面的患者评估，包括病史、体格检查、实验室检查和影像学检查等。依靠客观数据和患者的自述是制订有效护理计划的关键。通过综合考虑这些信息，护士可以为每位患者制订个性化的护理计划，以提供最佳的医疗护理。

（三）目标的制订

制订明确的护理目标是护理过程中的关键步骤，具有重要的意义。这些目标应该是可测量的、具体的和可达到的，有助于护理团队明确护理的重点，为患者提供高质量的医疗护理。当患者和其家庭了解护理目标时，他们可以更好地参与护理过程，知道护理团队正在为什么努力，并期待什么样的结果。这种透明度有助于建立信任关系，让患者感到在护理过程中得到了充分的参与和支持。明确的护理目标是可测量的，这意味着它们可以通过客观的方式进行评估和监测。这种客观性有助于护理团队跟踪患者的进展，确定是否达到了预期的结果。例如，如果护理目标是降低患者的血压至特定水平，那么护士可以通过测量血压来确定是否成功实现了这一目标。可测量的目标为护理过程提供了评估和反馈的机会，有助于调整护理计划以达到最佳效果。护理目标应该是具体的，这意味着它们需要清楚地定义和描述所期望的结果。具体的目标有助于护理团队避免模糊和不明确的情况，确保每个团队成员都理解目标的含义和预期的结果。例如，一个具体的目标可以是每天帮助患者进行康复锻炼，而不仅仅是"提高患者的体能"。通过明确目标，护理团队可以更好地协同工作，确保每个人都在追求相同的目标。

护理目标应该是可达到的，这意味着它们应该基于患者的状况、资源和可行性进行制订。不可达到的目标可能会导致挫折感和不满，反而对患者的健康状况产生负面影响。因此，护理团队需要根据患者的实际情况制订合理的目标，确保它们是可行的，并且可以通过合适的护理措施来实现。制订明确的护理目标是为患者提供高质量医疗护理的关键步骤。这些目标应该是可测量的、具体的和可达到的，有助于明确护理的重点，为患者提供清晰的期望，提高护理过程的透明度和客观性。通过制订明确的护理目标，护理团队可以更好地协同工作，确保患者获得个性化、有效和安全的护理。

二、外科患者护理计划的具体内容和特点

（一）手术前护理计划

手术前护理计划是为了确保患者在手术前得到适当的评估、准备和支持，以提供安全和有效的手术。这个计划的内容包括术前评估、麻醉选择、术前教育和准备手术室等方面。下面将详细讨论这些内容，并强调手术前护理计划的重要性。术前评估是手术前护理计划的关键组成部分。在手术前，护士需要对患者进行全面的身体评估，以了解其健康状况、疾病史、药物使用情况、过敏情况以及其他相关因素。这有助于确定患者是否适合接受手术，识别潜在的风险因素，以及为手术和麻醉的选择提供依据。术前评估还包括进行必要的实验室检查和影像学检查，以确保患者的身体状况稳定。麻醉选择是手术前护理计划中的重要决策之一。护士需要与麻醉医师合作，根据患者的病情和手术类型选择适当的麻醉方式。这可能包括全身麻醉、局部麻醉、静脉麻醉等不同类型的麻醉。麻醉选择的目标是确保患者在手术过程中不感到疼痛，并保持生命体征的稳定。

术前教育是手术前护理计划中的关键步骤。护士需要向患者提供有关手术的详细信息，包括手术的目的、预期效果、可能的风险和并发症、术后护理和康复计划等方面的内容。患者应该有机会提出问题，并理解手术的整个过程。术前教育有助于减少患者的焦虑和不安感，提高他们的配合度，以及为手术后的自我管理提供指导。准备手术室是手术前护理计划的最后一步。护士需要确保手术室内的一切设备和供应品都处于良好的工作状态，并根据手术类型做好必要的准备工作。这包括准备手术台、监测设备、麻醉药物和手术器械等。护士还需要确保手术室的环境安全和无菌，以防止感染和并发症的发生。手术前护理计划是为了为手术提供良好的准备，确保患者在手术前得到适当的评估、麻醉选择、术前教育和手术室准备。这个计划的目标是保障患者的安全和手术的顺利进行。护士在手术前护理计划的制订和执行中发挥着关键作用，为患者提供全面的护理和支持，确保他们在手术前获得最佳的照顾。手术前护理计划的重要性不可忽视，它有助于提高手术的成功率和患者的满意度。

（二）手术后护理计划

手术后护理计划是患者术后恢复的关键组成部分，它的内容涵盖了一系列关键方面，旨在确保患者的舒适和顺利康复。这个计划需要特别考虑患者的个性化需求和手术的特殊性质，护士需要密切监测患者的生命体征，包括体温、心率、呼吸频率、血压等，以确保患者的生理状态稳定。护士还需要关注患者的疼痛程度、意识水平和呼吸情况。术后监测的频率和方式取决于手术的类型和患者的病情，有些患者可能需要更密切的监测。疼痛管理是手术后护理计划的重要组成部分。患者术后常常会经历不同程度的疼痛，护士需要评估患者的疼痛程度，并采取适当的止痛措施。这可能包括药物治疗，如镇痛药的使用，以及非药物治疗，如物理疗法或放松技巧。疼痛管理不仅可以提高患者的舒适度，还有助于促进康复过程。

伤口护理也是手术后护理计划的关键内容之一。护士需要定期检查手术切口或伤口，确保伤口干净、无感染迹象，并适时更换敷料。护士还需要关注任何异常的伤口分泌物或渗出物，以及伤口的愈合情况。伤口护理的目标是预防感染并促进伤口愈合。康复计划在手术后护理中也扮演着重要的角色。护士需要与患者合作，制订个性化的康复计划，包括康复目标和恢复时间表。这可能涉及康复疗程的安排，如物理治疗、康复运动和饮食管理。康复计划的目标是帮助患者尽快恢复健康，回归正常生活。

患者和患者家属的教育也是手术后护理计划的重要组成部分。护士需要向他们提供关于术后护理的信息，包括伤口护理、药物管理、饮食要求、症状警示和康复指导等方面的知识。通过术前和术后的教育，可以帮助患者更好地理解并积极参与他们自己的护理过程，减少焦虑和提高治疗的成功率。手术后护理计划需要根据患者的具体情况进行个性化调整。不同类型的手术和患者的健康状况可能需要不同的护理干预措施和时间表。护士需要密切合作，与医疗团队共同制订和调整护理计划，以确保患者获得最佳的护理和康复体验。手术后护理计划的内容包括术后监测、疼痛管理、伤口护理、康复计划和患者教育等多个方面。这些内容需要根据患者的个性化需求和手术的特殊性质进行调整，以确保患者在手术后获得最佳的护理和康复结果。通过精心制订和执行护理计划，可以帮助患者尽早恢复健康，提高他们的生活质量。

（三）风险评估和并发症预防

在护理计划中进行风险评估和并发症预防对外科患者的护理至关重要。外科患者通常面临一些特殊的风险和需要，因此护理团队需要采取一系列方法来降低潜在的并发症风险，确保患者的安全和康复。对于外科患者，血栓预防是至关重要的。手术后患者容易发生深静脉血栓形成（DVT）和肺栓塞（PE）等血栓相关并发症。因此，护理计划应包括定期的 DVT 风险评估，以确定哪些患者更容易发生血栓。预防措施可能包括抗凝药物、外科患者的主动运动、使用压缩袜等。通过监测和管理患者的血栓风险，可以降低血栓相关并发症的发生率。感染控制是外科护理中的另一个重要方面。外科手术可能导致伤口感染或其他院内感染。为了预防感染，护理团队需要遵循无菌技术和感染控制指南，确保手术室和床边环境的清洁和无菌。及时的伤口护理、正确使用抗生素和监测患者的体温和白细胞计数也是感染控制的关键措施。通过严格遵守感染控制措施，可以降低感染风险，提高患者的康复率。

外科患者的营养支持也是关键。手术前和手术后，患者的身体需要额外的营养来应对手术引起的应激和愈合过程。护理计划应包括对患者的营养状态进行评估，并制订相应的营养干预措施。这可能包括口服营养补充剂、静脉营养支持或特殊饮食计划。通过确保患者获得足够的营养，可以促进愈合、增强免疫系统和减少并发症的风险。

外科患者的特殊需要还包括疼痛管理。手术后，患者可能会经历不同程度的疼痛，这可能影响康复和舒适度。护理计划应包括疼痛评估和合适的疼痛管理策略，以确保患者在手术后能够获得充分的疼痛缓解，同时最小化药物滥用和依赖的风险。外科患者的护理计划需要包括风险评估和并发症预防的方法。血栓预防、感染控制、营养支持和疼痛管理是特别重要的方面，可以降低患者的并发症风险，促进康复和健康。护理团队的密切合作和严格遵守护理指南是实现这些目标的关键。通过综合考虑患者的特殊风险和需求，可以为外科患者提供高质量的护理。

第三节　护理干预与实施

一、护理干预的基本原则和方法

（一）干预目标

　　护理干预的目标是通过采取一系列的护理措施，帮助患者康复、减少并发症、提供疼痛管理和满足患者的个性化需求。这些目标的制订应与患者的病情和个体化的护理计划相一致，以确保提供最适合患者的护理。护理干预的一个主要目标是帮助患者康复。康复是患者恢复健康和功能的关键过程，护理干预应该有助于加速康复过程。这可能包括康复锻炼、物理治疗、康复教育和康复支持。护士应与患者一起制订个性化的康复计划，以帮助他们逐渐恢复到尽可能正常的生活和功能水平。减少并发症是护理干预的另一个关键目标。患者在医疗过程中可能面临各种并发症的风险，护士的任务是采取措施来预防这些并发症的发生。这包括感染控制、深静脉血栓预防、皮肤护理和药物管理等方面的干预。通过及时的干预和监测，护士可以降低患者面临的并发症风险，提高治疗的成功率。提供疼痛管理是护理干预的重要目标之一。疼痛是患者在疾病、手术或治疗过程中常常面临的问题。护士需要评估患者的疼痛程度，然后制订适当的疼痛管理计划。这可能包括药物治疗、物理疗法、心理支持和康复措施等。减轻患者的疼痛不仅可以提高他们的生活质量，还可以促进康复和治疗的顺利进行。

　　支持患者的需求也是护理干预的一个重要目标。每位患者都是独特的，他们有不同的需求和偏好。护士需要与患者建立信任和亲近的关系，了解他们的需求，尊重他们的决策，并提供个性化的护理。这包括提供情感支持、教育、沟通和协助患者在治疗过程中做出决策的支持。满足患者的需求有助于提高他们的满意度，增强患者对护理团队的信任，从而促进治疗的成功。护理干预的目标是通过采取一系列的护理措施，帮助患者康复、减少并发症、提供疼痛管

理和满足患者的个性化需求。这些目标的制订应与患者的病情和个体化的护理
计划相一致，以确保提供最适合患者的护理。护士在护理干预中发挥着关键作
用，为患者提供全面的护理和支持，提高他们的治疗效果和满意度。

（二）护理计划的依据

护理干预的核心原则是基于患者的评估和护理诊断，以满足患者的具体需
求和问题。这种个性化的护理方法有助于提供更有效和关怀的护理，下面将强
调综合性护理计划的制订和更新的重要性。护理干预应始于全面的患者评估。
在评估过程中，护士需要收集患者的病史、进行体格检查、观察患者的症状和
行为，以及利用实验室检查和影像学检查等客观数据。通过全面的评估，护士
可以获取有关患者健康状况、医疗历史、生活方式、社会支持和文化因素等方
面的信息。护理诊断是基于评估结果的关键步骤。护士需要根据收集到的信息，
确定患者的健康问题、需求和优先级。护理诊断有助于明确患者所面临的护理
挑战，例如疼痛、呼吸困难、营养不良或焦虑等问题。

基于护理诊断，护士可以制订个性化的护理计划。这个计划应该明确列出
了采取的护理干预措施、目标和时间表。护理计划需要综合考虑患者的生理、
心理、社会和文化因素，以确保提供全面的护理。例如，如果护理诊断表明患
者面临疼痛问题，护理计划可能包括药物治疗、物理疗法、疼痛评估和教育等
多个方面的干预措施。综合性护理计划还需要不断更新和调整。患者的健康状
况可能随时间而变化，新的问题可能会出现，因此护士需要定期评估和重新评
估患者的情况，以确保护理计划保持有效性。护士还需要与患者和其他医疗团
队成员密切合作，共同制订和更新护理计划，以满足患者的变化需求。护理干
预应该强调患者的自主权和参与。护士需要与患者合作，共同制订护理目标和
计划，并尊重患者的价值观和偏好。患者的主动参与有助于提高治疗的成功率
和患者满意度。护理干预应该基于患者的评估和护理诊断，以确保护理计划的
个性化和有效性。综合性护理计划的制订和不断更新是提供高质量护理的关键
步骤，有助于满足患者的特定需求和问题，提高护理的效果和满意度。护士在
实践中需要充分理解这些原则，并将其融入日常护理工作中。

（三）沟通和团队协作

护理干预中的沟通和团队协作是确保患者获得高质量护理的关键要素。这包括与医疗团队、患者和家属之间的有效沟通和紧密协作。协调和协作是提供连贯护理干预的关键因素，下面将探讨这些方面的重要性。与医疗团队的有效沟通是护理干预的基础。外科护士需要与外科医生、麻醉师、外科技术员等医疗专业人员密切合作，以确保手术过程顺利进行。这涉及传达关键信息，如患者的健康状况、手术准备、麻醉计划和手术器械的准备等。通过清晰和准确的沟通，可以避免误解和错误，提高手术的安全性和成功率。

与患者和家属的有效沟通对于护理干预同样至关重要。外科护士需要与患者建立信任和良好的沟通，解释手术过程、术后护理计划和预期的康复期望。同时，他们还需要倾听患者的关切和问题，并提供支持和回应。对于家属来说，他们也需要了解患者的情况，以便在术后提供必要的支持和照顾。通过与患者和家属的积极互动，可以提高患者的满意度，减轻他们的焦虑和恐惧，有助于更好地遵守医疗建议和康复计划。团队协作在护理干预中发挥着关键作用。外科护士需要与其他护理人员、康复专家、社会工作者等协同工作，以提供全面的护理。这包括制订护理计划、确保患者的各个方面得到关注、共享信息和资源，并协调患者的转院和康复安排。团队协作有助于确保护理的连贯性和高效性，提高患者的康复成功率。

协调和协作对于应对突发情况和不良事件也至关重要。在外科护理中，可能会出现急危重症情况，如大出血、心脏停搏等。护理团队需要紧密协作，迅速采取行动，提供紧急护理，以挽救患者的生命。有效的团队协作可以减少响应时间，提高护理干预的成功率，降低并发症的风险。护理干预中的沟通和团队协作是提供高质量护理的关键。无论是与医疗团队、患者还是家属之间的沟通，还是与护理团队的协作，都需要高度的协调和清晰的沟通，以确保护理的连贯性和有效性。这些因素对于患者的安全和康复至关重要，应被视为护理干预的不可或缺的一部分。通过积极的沟通和紧密的团队协作，可以提高患者的护理体验，减少并发症的风险，实现更好的康复结果。

二、外科护理中常见的护理干预和实施策略

（一）术后疼痛管理

术后疼痛管理是手术后护理中的关键组成部分，其目标是减轻或控制患者术后的疼痛，以提高患者的舒适度、促进康复和减少并发症的发生。疼痛管理方法包括药物治疗、非药物疼痛管理和疼痛评估。药物治疗是术后疼痛管理的核心。药物治疗通常包括使用镇痛药物来减轻疼痛。这些药物可以分为不同的类别，包括非处方药、处方药和麻醉药。选择合适的药物和剂量应基于患者的疼痛程度、病情、药物过敏史和个体差异等因素。常用的药物包括非甾体抗炎药（NSAIDs）、阿片类药物、镇痛剂和局部麻醉剂等。药物治疗的目标是在减轻疼痛的同时最小化药物的副作用和风险。非药物疼痛管理方法也是术后疼痛管理的重要组成部分。这些方法包括物理治疗、康复锻炼、热敷、冷敷、按摩、神经电刺激和放松技巧等。非药物疼痛管理方法有助于减轻疼痛、促进康复和改善患者的生活质量。物理治疗和康复锻炼可以帮助恢复受影响的身体部位的功能，减轻肌肉紧张和疼痛。热敷和冷敷可以缓解肌肉疼痛和炎症。按摩和神经电刺激可以促进血液循环和松弛紧张的肌肉。放松技巧如深呼吸和冥想可以帮助减轻焦虑和疼痛感。

疼痛评估是术后疼痛管理的基础。护士需要定期评估患者的疼痛程度和疼痛特征，以了解疼痛的类型、强度、持续时间和位置。疼痛评估应该是全面的，涵盖患者的身体和情感方面的疼痛。护士可以使用疼痛评分工具来帮助患者描述他们的疼痛感受，并监测疼痛的变化。根据疼痛评估的结果，护士可以调整疼痛管理计划，确保患者获得最佳的疼痛控制。术后疼痛管理是为了减轻或控制患者术后的疼痛，提高患者的舒适度、促进康复和减少并发症的发生。疼痛管理方法包括药物治疗、非药物疼痛管理和疼痛评估。这些方法的选择应基于患者的病情和个体差异，以确保提供最适合患者的疼痛管理。疼痛管理对于患者的舒适和康复至关重要，护士在这个过程中发挥着重要作用，为患者提供全面的护理和支持。

（二）伤口护理

伤口护理是关键的医疗护理领域之一，它涉及对创口、切口或患处的专业护理，旨在促进伤口的愈合，预防感染，减轻患者的不适。下面将讨论伤口护理的原则和方法，强调无菌技术和定期评估的重要性。伤口护理的原则之一是保持无菌技术。在处理伤口时，护士必须始终采取无菌操作，以避免引入细菌或其他病原体，从而减少感染的风险。这包括洗手，佩戴无菌手套，使用无菌工具和器械，以及在伤口周围建立无菌场地。无菌技术的严格遵守对于伤口护理至关重要，可以降低感染的风险。

伤口清洁是伤口护理的重要组成部分。伤口需要定期清洗，以去除血液、渗出物、死亡组织和污垢等物质，这有助于减少细菌的繁殖和感染的可能性。清洁伤口时，护士通常会使用生理盐水或其他合适的清洁液，并采用温和的压缩或冲洗技巧，以确保伤口干净并避免进一步损伤。包扎更换也是伤口护理的一部分。包扎的目的是保护伤口免受外部污染，促进伤口愈合，减少疼痛和不适。护士需要定期检查包扎，确保其干燥和无菌。如果包扎受到污染、潮湿或松动，护士应及时更换，以维护伤口的干净和安全。

伤口观察也是伤口护理的重要环节。护士需要密切监测伤口的变化，包括颜色、肿胀、渗出物、疼痛和愈合进程。任何异常或恶化的迹象都应及时记录并报告给医疗团队，以采取适当的措施。伤口的定期评估有助于早期发现并处理潜在的问题，如感染或愈合不良。感染预防是伤口护理的关键目标之一。护士需要采取措施来减少感染的风险，包括定期更换包扎、保持伤口清洁、遵循无菌技术、使用适当的抗生素等。护士还应该教育患者关于伤口护理的重要性，以及如何在家中继续维护伤口的无菌状态。伤口护理是一项关键的医疗护理任务，它要求护士具备丰富的知识和技能，以确保伤口的愈合和患者的康复。无菌技术和定期评估是伤口护理的重要组成部分，有助于减少感染的风险，提高护理的质量。护士在实践中应始终遵循最佳的伤口护理原则，以保护患者的健康和安全。

（三）术后康复支持

术后康复支持策略是外科护理中至关重要的一部分，它们对于患者的康复和生活质量有着深远的影响。这些策略包括早期活动、营养支持、心理支持和教育，它们共同协助患者尽早恢复身体功能，减轻不适，降低并发症的风险，提高生活质量。早期活动对于术后康复至关重要。术后患者常常需要卧床休息，但长时间的卧床会导致肌肉萎缩、关节僵硬和静脉血栓形成的风险增加。因此，外科护士需要鼓励患者尽早进行轻度的活动和运动，根据医嘱逐渐增加强度。早期活动有助于改善血液循环，减少深静脉血栓的风险，促进呼吸功能，降低术后肺炎的发生率，同时也有助于恢复肌肉力量和关节灵活性。外科护士需要与患者合作，制订适当的活动计划，根据患者的病情和手术类型进行个性化的康复指导。

营养支持是术后康复的重要组成部分。手术后患者的营养需求可能会增加，但手术后可能会出现食欲不振、消化不良或吞咽困难等问题，导致营养不足。外科护士需要与患者合作，评估他们的营养状况，并制订合适的饮食计划或提供口服补充剂，以满足患者的营养需求。特别是在某些外科手术后，如胃肠道手术，外科护士可能需要监测患者的肠功能，逐渐引导他们过渡到正常饮食。心理支持在术后康复中扮演着关键的角色。手术和住院治疗可能对患者的情绪和心理状态产生负面影响。外科护士需要与患者建立信任的关系，倾听他们的担忧和焦虑，提供情感支持。在一些情况下，患者可能需要专业的心理治疗或咨询服务，外科护士可以协助他们获取这些资源。心理支持不仅有助于减轻患者的精神压力，还有助于促进他们的康复进程。

教育是术后康复支持的重要组成部分。外科护士需要向患者和家属提供关于术后护理的详细信息和指导。这包括药物管理、伤口护理、症状监测、饮食指导、活动建议等方面的信息。通过教育，患者能够更好地理解和管理自己的病情，参与康复过程，提高自我护理的能力。外科护士还可以提供患者和家属有关康复计划和社区资源的信息，以便他们在出院后能够获得继续的支持。术后康复支持策略包括早期活动、营养支持、心理支持和教育，它们对于患者的康复和生活质量至关重要。外科护士在术后护理中扮演着关键的角色，需要与患者合作，制订个性化的康复计划，提供全面的护理和支持，以确保患者能够尽快恢复健康，减轻不适，改善生活质量。通过这些康复支持策略的实施，患者可以更好地应对手术后的挑战，取得更好的康复效果。

第四节　患者教育与术后关怀

一、患者教育

（一）术前教育

在患者接受外科手术之前，护士的角色是提供全面的术前教育，以确保患者对手术过程、目的、风险和术后预期有清晰的了解。这种教育对于减轻患者的焦虑和不安感，提高他们的合作程度以及确保手术的成功和安全非常重要。术前教育的目标之一是帮助患者了解手术的目的。护士需要解释为什么需要进行手术，以及手术将如何改善或治疗患者的病情。这有助于患者明白手术的必要性，增加对手术的接受度。

术前教育还需要涵盖手术的过程。护士应该向患者详细介绍手术的步骤和程序，包括在手术室内发生的事情，以及麻醉的类型和方式。这有助于患者理解整个手术过程，减轻他们的不安感，以及为术后的预期做好准备。术前教育应包括手术的风险和可能的并发症。护士需要坦诚地与患者讨论潜在的风险，包括感染、出血、麻醉反应和手术失败等。虽然这些讨论可能引起患者的焦虑，但这是为了让他们明白手术的风险，做出知情的决策。术前教育还应包括手术前的准备措施。这包括禁食和禁水的要求，停止或调整某些药物的指导，以及身体清洁和消毒的要求。患者需要了解这些准备措施的重要性，以确保手术室内的环境安全和手术的顺利进行。

术前教育应该是一个双向的过程，鼓励患者提问和分享他们的顾虑。护士需要耐心地回答患者的问题，解释不明白的事项，并提供情感支持。建立与患者的信任和合作关系对于术前教育的成功至关重要。术前教育是外科手术前的关键步骤，帮助患者了解手术的目的、过程、风险和准备措施。这种教育有助于减轻患者的焦虑和不安感，提高他们对手术的理解和合作程度，确保手术的成功和安全。护士在这个过程中发挥着重要作用，为患者提供支持和指导，以确保他们得到最佳的护理和关怀。

（二）术中教育

在手术室内，护士的角色不仅仅是提供护理，还包括为患者提供术中教育，以帮助他们了解手术过程、麻醉的作用和监测、可能的并发症以及手术的时间预期。这种术中教育对于患者的安全和手术的顺利进行至关重要。术中教育有助于患者在手术期间保持冷静和合作。手术室通常是陌生的环境，充满了陌生的设备和人员，这可能让患者感到紧张和不安。通过向患者提供关于手术过程和相关细节的教育，护士可以帮助他们更好地了解即将发生的事情，减轻焦虑和恐惧感。当患者感到放心和了解手术的细节时，他们更有可能合作，并且手术的进行会更加顺利。

术中教育有助于患者了解麻醉的作用和监测。麻醉是手术过程中的重要环节，患者通常会接受不同类型的麻醉以确保他们不会感到疼痛或不适。护士可以向患者解释麻醉的类型，以及它们如何影响患者的意识和感觉。护士还可以介绍麻醉监测设备的功能，以确保患者的生命体征在手术过程中得到有效监测和管理。术中教育有助于患者了解可能的并发症。虽然手术是经过精心计划和执行的，但仍然存在一些潜在的风险和并发症。护士可以与患者讨论可能发生的问题，如出血、感染、过敏反应等，并说明医疗团队采取的预防措施以及如何处理这些情况。这种明确的信息传达有助于患者了解风险并感到更加安心。术中教育还可以帮助患者了解手术的时间预期。手术的持续时间可能因手术类型和复杂性而异。通过提前告知患者手术的预计时间，他们可以更好地计划自己的时间和准备手术后的康复。这有助于患者在手术室内保持耐心，并知道什么时候可以期待手术结束。术中教育是手术室内护士不可或缺的任务之一。通过向患者提供关于手术过程、麻醉的作用和监测、可能的并发症以及手术的时间预期的教育，护士可以帮助患者保持冷静、合作，并提高手术的安全性和成功率。这种教育不仅有益于患者，也有益于整个医疗团队，确保手术过程高效而安全。

（三）术后教育

术后教育在外科护理中扮演着至关重要的角色，它旨在帮助患者和家属理解并遵守术后护理要求，以确保患者的康复顺利进行并降低潜在的并发症风险。护士需要提供详细的信息和指导，伤口护理是术后康复的关键。护士需要向患者解释如何正确清洁和包扎伤口，以预防感染。这可能包括使用无菌技术，更换敷料，监测伤口的红肿、渗液或出血等。患者需要了解如何识别感染的征兆，并在必要时寻求医疗帮助。药物管理是术后护理的重要组成部分。护士需要详细说明患者的药物清单，包括药物的名称、剂量、频率和持续时间。患者必须理解哪些药物需要按时服用，哪些可能需要随餐或空腹服用，以及哪些可能会引起不良反应。护士还需要强调不要停止或更改药物剂量，除非经过医生的指导。

饮食限制可能在术后护理中起到重要作用。护士需要向患者解释是否有特殊的饮食要求，例如限制摄入固体食物或特殊饮食，以便促进康复和伤口愈合。患者需要了解哪些食物是安全的，哪些应该避免，以及如何逐渐过渡到正常饮食。活动限制也可能在术后护理中起到关键作用。护士需要向患者解释哪些活动是安全的，哪些应该避免，以防止伤口裂开或引发其他并发症。患者需要明白在恢复期间需要逐渐增加活动强度，以避免过度劳累。

护士需要向患者提供有关症状监测和并发症预防的信息。患者需要知道哪些症状可能是问题的迹象，应该如何监测体温、血压、脉搏等生命体征，并在出现异常情况时及时联系医疗保健提供者。护士还应提供有关预防深静脉血栓、压疮、呼吸问题等并发症的建议。患者需要了解术后康复的预期时间和可能的不适症状。护士应该与患者和家属沟通，让他们明白康复是一个逐渐的过程，可能伴随着不适感、疼痛和疲劳。患者需要知道这些不适症状是正常的一部分，但也需要知道何时应该求医。术后教育对于外科护理至关重要，它有助于患者和家属理解并遵守术后护理要求，确保康复的顺利进行。护士需要提供详细的信息和指导，包括伤口护理、药物管理、饮食限制、活动限制、症状监测和并发症预防等方面的信息，以帮助患者安全度过术后康复期。通过良好的教育和沟通，患者可以更好地应对术后的挑战，取得更好的康复效果。

二、术后关怀

（一）病房护理

术后的病房护理对于患者的康复和安全至关重要。护士在这个阶段的工作是监测患者的生命体征、管理疼痛、进行伤口护理和管理液体，同时密切关注患者的病情变化，以便及时发现并处理任何并发症。护士需要监测患者的生命体征。这包括测量患者的体温、脉搏、呼吸率和血压。通过定期监测这些生命体征，护士可以及时发现患者是否出现任何异常情况，如发热、心率异常或血压升高或下降。这有助于及早识别并处理潜在的并发症，确保患者的安全。疼痛管理是病房护理的重要组成部分。术后患者通常会经历一定程度的疼痛，护士需要评估患者的疼痛程度，并根据疼痛评估的结果制订个性化的疼痛管理计划。这可能包括给予合适的疼痛药物、物理治疗、热敷、冷敷和其他非药物疼痛管理方法。疼痛管理的目标是减轻患者的疼痛，提高其舒适度，促进康复。

伤口护理是术后护理的关键部分。护士需要定期检查和清洁患者的手术伤口，确保伤口愈合良好，没有感染或其他并发症。伤口护理还包括更换敷料、拆除缝线或钉子，以及监测伤口排液。护士需要特别关注任何伤口出血、红肿、渗液或感染的迹象，以及及时采取必要的护理措施。液体管理也是术后护理的一部分。护士需要监测患者的液体摄入和排出，确保患者维持良好的液体平衡。这包括监测尿液产量、输液速率、口服液体摄入和呕吐或腹泻等因素。液体管理的目标是防止脱水或液体过多积聚，保持患者的生理稳定。术后的病房护理是患者康复和安全的关键环节。护士需要监测生命体征、管理疼痛、进行伤口护理和管理液体，同时密切关注患者的病情变化，以及时发现并处理任何并发症。通过提供高质量的病房护理，护士可以帮助患者平稳度过术后期，加速康复过程，减少并发症的发生，提高患者的生活质量。这种护理工作对于患者的安全和健康至关重要。

（二）疼痛管理

术后疼痛管理是外科护理中的一个重要方面，因为术后疼痛是许多患者常常面临的问题。护士在手术后需要积极评估患者的疼痛程度，并采取适当的疼痛管理措施，以确保患者的舒适和康复。本文将探讨术后疼痛管理的重要性，以及护士在这方面的角色和职责。术后疼痛管理的重要性不可低估。术后疼痛不仅会影响患者的舒适感，还可能导致一系列不利影响，如呼吸浅快、感染风险增加、心血管问题等。因此，有效的疼痛管理不仅可以提高患者的生活质量，还可以预防并发症的发生，促进康复。

护士的首要任务是评估患者的疼痛程度。这通常包括使用疼痛评估工具，如视觉模拟评分、面部表情评估和疼痛描述等。通过了解患者的疼痛程度和性质，护士可以更好地制订个性化的疼痛管理计划。疼痛管理的方法可以分为药物治疗和非药物方法两大类。药物治疗通常包括使用止痛药物，如阿片类药物、非甾体抗炎药和局部止痛药。护士需要根据医嘱准确计算和分配药物剂量，以确保患者得到足够的疼痛缓解，同时注意潜在的药物相互作用和不良反应。

护士还可以采用非药物方法来帮助患者管理疼痛。这些方法包括物理疗法、康复运动、神经阻滞、热敷和冷敷等。护士需要根据患者的状况和疼痛类型选择合适的非药物方法，并提供指导和支持。

另一个重要的方面是疼痛的监测和定期评估。护士需要密切关注患者的疼痛状况，并根据需要调整疼痛管理计划。这包括监测药物的效果、患者的生命体征和任何不良反应。术后疼痛管理是外科护理中的一个关键领域。护士的任务是评估患者的疼痛程度，制订个性化的疼痛管理计划，包括药物治疗和非药物方法，并定期监测患者的疼痛状况。通过积极的疼痛管理，护士可以帮助患者更好地应对术后疼痛，提高其生活质量，并促进康复。

（三）康复和复原

护士在外科护理中扮演着非常关键的角色，不仅要关注手术过程中的患者，还要在术后支持患者的康复和复原过程。这个过程包括一系列措施，旨在帮助患者尽早恢复正常生活，提高生活质量，降低并发症的风险。鼓励早期活动是康复的重要组成部分。在手术后，患者可能会感到虚弱和不适，但早期活动对于恢复非常重要。护士需要鼓励患者进行简单的活动，如床边坐起、站立、行走等，以帮助恢复肌肉功能和防止床上久躺导致的并发症，如深静脉血栓。

　　康复锻炼对于一些外科患者尤为重要。特定类型的手术可能需要康复锻炼来帮助恢复肌肉力量、关节灵活性和身体功能。护士需要向患者提供相关的锻炼建议，并确保他们在进行锻炼时使用正确的技巧和姿势，以避免受伤。营养建议也是康复的一部分。患者的饮食对于伤口愈合和康复至关重要。护士需要与患者讨论适合他们的饮食选择，包括蛋白质、维生素和矿物质的摄入，以支持身体的修复和恢复功能。有些患者可能需要特殊的饮食限制，护士需要提供相关的信息和指导。

　　监测术后的生活质量和身体功能也是护士的任务之一。护士需要询问患者有关他们的日常生活活动、疼痛程度、精神状态和生活质量等方面的信息。这有助于及时发现潜在问题或并发症，并采取相应的护理干预措施。护士还可以使用标准化的评估工具来量化生活质量和身体功能的变化，以监测康复的进展。护士在外科护理中需要提供全面的康复支持，这包括鼓励早期活动、康复锻炼、营养建议，以及监测术后的生活质量和身体功能。通过这些措施，护士可以帮助患者更快地康复，并提高他们的生活质量。这种关心和支持对于患者的康复过程至关重要，可以降低并发症的风险，提高治疗成功的机会。

第六章 外科护理中的特殊人群护理

第一节 儿童外科护理

一、儿童外科护理的基本原则和特点

（一）儿童护理的特点

儿童护理是医疗领域中一个独特而复杂的领域，要求护士具备专业的知识和技能，以满足儿童患者的特殊需求。儿童护理与成人护理之间存在明显的差异，这些差异涵盖了年龄相关的生理和心理特点，以及与儿童患者的沟通和照顾方法。儿童患者的生理特点与成人有很大不同。儿童的身体尺寸相对较小，器官和组织尚未完全发育，这使得他们对药物的代谢和排除具有独特性。护士在给儿童患者管理药物时需要考虑到他们的体重、年龄和生长发育情况，以确保药物的安全和有效性。儿童的免疫系统可能尚未完全成熟，因此他们更容易受到感染的影响，需要额外的感染控制措施。儿童患者的心理特点也不同于成人。他们可能会感到害怕、焦虑或困惑，对医院环境和医疗程序感到不适应。护士需要采用适当的沟通和教育方法来与儿童建立信任和舒适感，以减轻他们的焦虑和恐惧。儿童患者通常对玩具、绘本和儿童友好的医疗设备有更多的需求，以帮助他们理解和应对医疗过程。儿童患者的家庭和家庭支持也是儿童护理的一个重要方面。护士需要与患者的家长或监护人建立合作关系，分享关于儿童健康和护理的信息，并提供支持和指导。儿童患者通常需要家庭的情感和情绪支持，以更好地应对疾病或治疗。

儿童护理需要更加细致和个体化的关注。每个儿童都是独特的，他们的护理需要会因年龄、疾病和个体差异而异。护士需要倾听儿童和他们的家庭，了

解他们的需求和优先事项，并根据情况调整护理计划。儿童护理的目标是提供安全、温暖和个性化的护理，以确保儿童患者的健康和幸福。儿童护理是一个独特而复杂的领域，涵盖了年龄相关的生理和心理特点，以及与儿童患者的沟通和照顾方法。儿童护理需要更加细致和个体化的关注，以满足儿童患者的特殊需求，确保他们获得最佳的护理和支持。护士在这个领域发挥着关键作用，为儿童患者和他们的家庭提供关怀和关爱。

（二）安全和舒适性

儿童外科护理是一项高度特殊化和敏感的领域，需要特别关注儿童的安全和舒适性。在这方面，有一些关键原则和实践可以确保儿童在外科手术和治疗中得到最佳的护理。本文将探讨儿童外科护理中的安全和舒适性原则，重点关注适当的药物剂量、疼痛管理以及儿童友好的环境。安全性是儿童外科护理的首要原则。儿童的生理和心理特点与成人有很大差异，因此需要特别注意。在药物计量方面，护士必须严格按照儿童的体重、年龄和生长发育情况来计算和分配药物剂量。过高或过低的药物剂量都可能对儿童的身体健康产生负面影响，因此药物的精确计量是至关重要的。

疼痛管理也是儿童外科护理中的重要问题。儿童同样可以经历术后疼痛，但他们可能难以表达自己的疼痛程度和感受。因此，护士需要采用儿童友好的疼痛评估工具，如 Faces Pain Scale-Revised（FPS-R）或 Visual Analog Scale（VAS），来帮助儿童描述他们的疼痛。根据疼痛评估的结果，护士可以制订个性化的疼痛管理计划，包括药物治疗和非药物方法，以确保儿童的疼痛得到有效控制。儿童友好的环境也是儿童外科护理中的关键因素。医院和手术室的设计应考虑到儿童的需求，包括色彩、装饰、玩具和儿童专用的治疗区域。这可以减轻儿童的焦虑情绪，提高他们的舒适感，有助于治疗的成功进行。家长和监护人的参与也是儿童外科护理中不可或缺的一部分，他们的支持和陪伴可以减轻儿童的紧张感，提供安全感。儿童外科护理需要特别关注儿童的安全和舒适性。药物剂量、疼痛管理和儿童友好的环境是实现这一目标的关键因素。护士在儿童外科护理中扮演着重要的角色，他们需要具备专业知识和儿童护理技能，以确保儿童得到最佳的护理和治疗。通过采用这些原则和实践，我们可以更好地保护儿童的身体和心理健康，提高他们的治疗成功率和康复质量。

（三）家庭和家长的参与

在儿童外科护理中，家庭和家长的角色至关重要。他们不仅是患儿的亲人，还是护理团队的合作伙伴，提供情感支持、教育和参与护理决策。下面将探讨家庭和家长在儿童外科护理中的重要性，并强调协作和合作的重要性。家庭和家长提供了儿童外科患者所需的情感支持。手术对儿童来说通常是一种紧张和不安的经历，他们可能会感到害怕、焦虑和困惑。在这个关键时刻，家庭的陪伴和鼓励对于减轻患儿的情感压力至关重要。家长可以提供安慰和安全感，让孩子感到被关心和照顾，有助于他们更好地应对手术前和手术后的不适。家庭和家长在提供教育方面发挥了重要作用。了解手术过程、术后护理和可能的并发症对于家长来说同样重要，因为他们需要了解如何最好地照顾自己的孩子。护理团队可以向家长提供关于术前和术后的护理指导，包括饮食、药物管理、伤口护理等。通过教育，家长可以更加自信地参与护理，确保患儿得到最佳的护理。

家庭和家长应该被视为护理团队的合作伙伴。他们有权参与护理决策，并与医护人员一起制订治疗计划。医护人员应该尊重家庭的观点和需求，并与他们密切合作，以确保患儿得到最佳的医疗护理。家长可以提供有关患儿的个性化信息，帮助医护人员更好地理解他们的需求。协作和合作对于儿童外科护理的成功至关重要。医护人员和家庭之间的有效沟通和协作可以改善患儿的治疗结果，减轻家庭的负担，并增强患儿的安全感。通过建立信任和理解，护理团队和家庭可以共同努力，确保患儿获得高质量的护理和支持。家庭和家长在儿童外科护理中起着不可替代的作用。他们提供情感支持、教育和参与护理决策，与护理团队共同合作，确保患儿得到最佳的医疗护理。协作和合作是儿童外科护理成功的关键，通过家庭和医护人员之间的紧密合作，可以为患儿提供更好的治疗和康复机会。

二、儿童外科护理中的常见问题和护理策略

（一）儿童手术前护理

儿童手术前护理是一个特殊而敏感的过程，要求护士具备专业知识和情感

支持，以满足儿童和他们家庭的需求。儿童麻醉是手术前护理的一个重要特点。与成人不同，儿童对麻醉药物的反应可能会有所不同，因此需要特别小心。护士需要与麻醉医生和团队紧密合作，确保麻醉计划是个体化的，考虑到儿童的年龄、体重和健康状况。儿童通常需要更多的情感支持，以减轻他们的焦虑和不安，因此护士在麻醉前需要与儿童建立信任和亲近的关系。家庭教育在儿童手术前护理中非常关键。护士需要与患者的家长或监护人合作，向他们提供关于手术过程、风险和术后护理的详细信息。家长通常会担心自己的孩子，因此护士需要耐心解答他们的问题，提供支持，并与他们共同制订护理计划。护士还需要教导家长如何准备儿童手术，包括禁食和药物停止等准备措施。

准备手术室的策略也需要特别关注儿童的需求。手术室通常对儿童友好，提供适合他们年龄的玩具、绘本和分散注意力的设备。护士可以在手术室前准备一些儿童喜欢的物品，以帮助他们在手术前分散注意力和减轻焦虑。手术室的环境应该温暖、舒适，以减轻儿童的恐惧感。情感支持在儿童手术前护理中占据着重要地位。儿童通常会感到害怕和焦虑，护士需要提供温暖和亲切的陪伴，以减轻他们的情感压力。与儿童建立信任关系，用简单和明了的语言解释手术过程，并提供情感支持，有助于减轻他们的不安感。护士还需要与家长合作，提供支持和鼓励，以确保整个护理过程是积极和愉快的体验。儿童手术前护理需要特别关注儿童和家长的需求，以确保他们获得安全、温暖和个体化的护理。护士需要具备专业知识和情感支持，与儿童和家庭建立信任关系，提供详细的家庭教育，准备手术室，提供情感支持，以确保儿童手术前的经历是积极和有利于康复的。儿童护理是一个挑战性但充满成就感的领域，对护士的专业能力和关怀有着高要求。

（二）疼痛管理

儿童疼痛管理是医疗护理中的重要领域，因为儿童可能会经历各种类型的疼痛，包括术后疼痛、慢性疼痛和急性疼痛。为了确保儿童在疼痛中得到适当的照顾，需要采用多种方法，包括药物治疗、非药物方法和疼痛评估。在这个过程中，个体化和定期评估是至关重要的原则。药物治疗是儿童疼痛管理的重要组成部分。儿童可以使用多种类型的药物来缓解疼痛，包括非处方药、处方药和麻醉药。药物的选择和剂量应根据儿童的年龄、体重、疼痛类型和疼痛强度来个体化确定。常用的药物包括非甾体抗炎药（如布洛芬）、阿片类药物（如吗啡）和局部麻醉剂。然而，药物治疗需要谨慎使用，因为儿童的生理特点可能导致不同的药物代谢和反应，需要密切监测和医疗专业人员的指导。

除了药物治疗，非药物方法也可以有效地缓解儿童的疼痛。这些方法包括物理疗法、按摩、瑜伽、深呼吸、放松技巧和心理疗法。对于儿童来说，分散注意力和提供儿童友好的环境也可以减轻疼痛感知。家长和监护人的参与也是非常重要的，他们可以提供支持和安慰，帮助儿童应对疼痛。疼痛评估是儿童疼痛管理的核心。因为儿童可能无法准确描述他们的疼痛感受，所以护士和医疗专业人员需要使用儿童友好的疼痛评估工具，如 Faces Pain Scale–Revised（FPS–R）或 Visual Analog Scale（VAS）。这些工具通过表情、身体语言和声音等方式帮助儿童表达他们的疼痛程度。疼痛评估应该是定期的过程，以确保疼痛管理计划的有效性和及时调整。

儿童疼痛管理需要采用综合性的方法，包括药物治疗、非药物方法和疼痛评估。个体化和定期评估是确保儿童在疼痛中得到适当照顾的关键原则。护士在儿童疼痛管理中扮演着重要的角色，需要具备专业知识和技能，以确保儿童的疼痛得到有效控制，提高他们的生活质量和康复速度。通过综合的疼痛管理方法，我们可以帮助儿童克服疼痛，更好地应对治疗和康复过程。

（三）儿童康复和家庭支持

儿童康复是一个复杂而关键的过程，旨在帮助患儿尽快恢复健康，回归正常生活。在儿童康复过程中，有一系列策略和方法可以采用，包括早期活动、饮食、教育和心理支持。重要的是，家庭的支持和协作在整个康复过程中发挥着至关重要的作用。早期活动对于儿童的康复至关重要。早期活动包括康复锻炼、物理治疗和康复治疗，旨在帮助患儿恢复肌肉力量、关节灵活性和身体功能。这些活动有助于预防肌肉萎缩、关节僵硬和体能下降，加速康复进程。家庭可以在医护人员的指导下积极参与康复活动，鼓励患儿积极参与，提供支持和鼓励。饮食在儿童康复中也扮演着重要的角色。良好的营养对于儿童的康复至关重要，因为它有助于促进伤口愈合、提高免疫系统功能，加速康复过程。家庭可以确保提供均衡的饮食，包括足够的蛋白质、维生素和矿物质，以满足患儿的特殊营养需求。医护人员可以提供饮食建议，帮助家庭制订适合患儿的饮食计划。

教育在儿童康复中也是不可或缺的一环。家庭需要了解康复计划、药物管理、伤口护理和康复活动等方面的信息。医护人员可以提供详细的康复教育，解答家庭的疑问，帮助他们更好地了解康复过程，并提供支持。通过教育，家庭可以更加自信地参与康复过程，促进患儿的康复。心理支持在儿童康复中同样至关重要。手术和康复过程可能对患儿的心理健康造成影响，他们可能会感到焦虑、沮丧或不安。家庭可以提供情感支持，倾听患儿的感受，并与专业心理医生合作，提供必要的心理支持。心理健康的关注有助于患儿更好地应对康复过程中的挑战，提高生活质量。儿童康复过程需要家庭的支持和协作。早期活动、饮食、教育和心理支持是有效的康复策略，可以帮助患儿尽快恢复健康。通过与医护人员密切合作，家庭可以在康复过程中发挥积极作用，促进患儿的康复和生活质量。

第二节　老年外科护理

一、老年患者的特殊需求

（一）生理特点

老年患者的护理需要特别关注年龄相关的生理变化，以满足他们的独特需求。老年患者的免疫功能通常会下降，使他们更容易受到感染的影响。因此，护士需要特别关注感染控制措施，包括手卫生、使用个人防护装备和定期监测体温等。老年患者可能需要更频繁的免疫疫苗接种，以提高免疫系统的抵抗力。老年患者的肌肉质量通常会减少，导致肌肉无力和功能受损。护士可以在护理计划中包括适度的体育活动和物理治疗，以帮助老年患者维持肌肉质量和功能。护士还需要特别关注老年患者的营养，确保他们获得足够的蛋白质和矿物质，以支持肌肉健康。

老年患者的骨密度可能会降低,增加骨折的风险。护士需要关注老年患者的骨健康,并提供骨密度检测和骨折风险评估。护士可以教导老年患者采取措施来减轻跌倒和骨折的风险,如安全走路、使用助行器和摔倒预防。老年患者通常需要更频繁的生命体征监测,以及更加关注维持液体平衡和避免压疮。护士可以定期测量老年患者的血压、心率、呼吸率和体温,以及监测尿液产量,确保生命体征稳定。对于床位患者,护士需要定期翻身和皮肤评估,以预防压疮的发生。

老年患者的心理健康也需要特别关注。他们可能面临孤独、抑郁、焦虑和认知功能下降等问题。护士可以提供情感支持,与老年患者建立亲近的关系,鼓励社交互动和认知锻炼,以维护心理健康。护士在与老年患者合作时需要了解与年龄相关的生理变化,以适应他们的护理需求。护士可以采取各种措施,包括感染控制、肌肉健康、骨健康、生命体征监测和心理支持,以提供安全、温暖和个体化的护理,满足老年患者的独特需求,促进他们的健康和幸福。老年患者的护理需要更多的关怀和细心,护士的专业知识和关怀对于他们的康复和生活质量至关重要。

(二) 多重疾病管理

老年患者通常面临多种慢性疾病,这些疾病包括高血压、糖尿病、心脏病、关节炎等,这些疾病需要长期的管理和护理。护士在老年患者的护理中扮演着至关重要的角色,需要协助患者管理其慢性疾病,监测相关药物的使用以及控制疾病的进展。同时,护士也需要密切关注潜在的药物相互作用和不良反应,以确保老年患者获得最佳的医疗护理和生活质量。护士需要与老年患者建立密切的护理关系。这包括了解患者的病史、家庭背景、生活方式和个人需求。通过与患者建立信任和沟通,护士可以更好地了解患者的健康状况和护理需求,有助于个体化的护理计划的制订。

管理慢性疾病对于老年患者来说至关重要。护士需要协助患者管理高血压、糖尿病和其他慢性疾病的药物治疗。这包括监测药物的使用,确保患者按照医嘱正确服药,并密切关注患者的病情变化。护士还需要为患者提供健康教育,帮助他们了解他们的疾病,掌握自我管理技巧,包括饮食、运动和药物管理。老年患者可能需要同时服用多种药物来管理不同的慢性疾病,这增加了药物相互作用的风险。护士需要密切关注患者所服用的药物，了解可能的相互作用，并与医疗团队合作，调整药物治疗计划以减少不良反应的风险。护士还需要定期监测患者的生命体征和实验室结果，以及评估他们的症状和不适感，以及早期发现潜在的问题。

老年患者的护理还需要关注他们的心理和社会需求。护士可以提供情感支持，帮助患者应对慢性疾病可能带来的焦虑和抑郁。护士还可以协助老年患者访问社会支持资源，如社会工作者、心理医生和康复专家，以提高他们的生活质量。护士在老年患者的护理中需要协助管理多种慢性疾病，监测药物的使用和控制疾病的进展。同时，护士还需要密切关注潜在的药物相互作用和不良反应，以确保老年患者获得最佳的医疗护理和生活质量。通过综合性的护理和关注老年患者的整体需求，可以改善他们的健康状况和生活。

（三）心理社会支持

老年患者在外科护理中可能面临各种心理和社会层面的挑战，这些挑战包括抑郁、孤独、认知功能下降等。在这种情况下，护士的角色变得至关重要，他们需要提供情感支持，建立亲近的关系，促进老年患者的心理健康，并鼓励社交互动。抑郁是老年患者常见的心理健康问题之一。手术和疾病可能导致老年患者感到沮丧和无望，影响他们的康复和生活质量。护士需要敏锐地观察患者的情绪变化，倾听他们的感受，并提供情感支持。建立亲近的关系和积极的沟通有助于老年患者分享他们的忧虑和担忧，从而减轻抑郁的风险。

孤独是老年患者面临的另一个重要问题。许多老年患者可能由于健康问题而无法保持社交互动，导致感到孤独和孤立。护士可以通过与患者互动、提供陪伴和鼓励参与康复活动来减轻孤独感。护士还可以协助老年患者与家庭成员、朋友和社区资源建立联系，促进社交互动，提高生活质量。认知功能下降在老年患者中较为常见，可能影响他们的自理能力和康复。护士需要采取措施来支持认知功能受损的患者。这包括提供清晰的信息和指导，协助他们理解治疗计划和药物管理。护士还可以与患者的家庭成员合作，提供认知康复策略，如记忆训练和认知刺激活动，以帮助患者维持最佳认知功能。

建立亲近的关系对于老年患者的心理健康至关重要。护士可以通过患者的独立性，关心他们的需求，建立亲近的护理关系。这种关系不仅有助于满足患者的情感需求，还可以增强他们的康复动力和信心。护士在老年患者的外科护理中需要提供情感支持，建立亲近的关系，促进心理健康，并鼓励社交互动。这些举措有助于减轻抑郁、孤独和认知功能下降等心理和社会挑战，提高老年患者的康复和生活质量。通过关心和关注，护士可以成为老年患者康复道路上的重要支持者。

二、老年患者的护理策略

（一）个性化护理计划

老年患者的护理计划需要更加个性化，以满足他们的独特需求和考虑他们的生理和心理特点。护士需要考虑老年患者的生理特点。老年患者通常面临多种慢性疾病和健康问题，如高血压、糖尿病、心脏病等。护士可以根据患者的健康状况和医疗历史，制订个性化的护理计划。例如，对于患有高血压的老年患者，护士可以帮助他们监测血压、管理药物，以及提供饮食和运动建议，以控制高血压并降低心血管风险。护士需要考虑老年患者的心理特点。老年患者可能面临孤独、抑郁、焦虑等心理健康问题。护士可以与患者建立信任关系，提供情感支持，并在需要时引导他们寻求专业心理健康治疗。个性化的护理计划应该包括心理健康支持和干预措施，以促进患者的心理健康和幸福感。

护士需要了解老年患者的健康目标和价值观。每位患者都有自己的价值观和健康目标，护士应该与患者讨论这些目标，并将它们纳入护理计划中。例如，一位老年患者可能希望维持独立生活，护士可以帮助他们开展康复活动，提高生活质量。另一位患者可能关注社交互动，护士可以鼓励他们参加社交活动，以满足他们的社交需求。个性化的护理计划可能包括定制的康复计划。老年患者可能需要康复来恢复日常生活功能，如行走、自理能力和认知功能。护士可以与康复师合作，制订个性化的康复计划，以帮助患者达到他们的康复目标。

饮食和运动建议也是个性化护理计划的一部分。老年患者的饮食需求和运动能力可能会因个体差异而异。护士可以与患者一起制订适合他们的饮食计划和运动方案，以维持健康和促进康复。个性化的护理计划对于老年患者至关重要，以满足他们的独特需求和考虑他们的生理和心理特点。护士需要考虑患者的健康状况、心理健康、健康目标和价值观，制订适合的护理计划。这包括定制的康复计划、饮食和运动建议，以确保老年患者获得最佳的护理和支持，提高他们的生活质量和幸福感。个性化护理计划可以帮助老年患者实现健康目标，维持独立生活，并提高生活质量。

（二）营养和液体管理

营养和液体管理在老年患者的护理中起着至关重要的作用。老年患者的身体和生理状况常常与年龄相关的健康问题和慢性疾病有关，因此护士需要特别关注他们的营养和液体需求，以确保他们获得足够的支持，促进康复和维护健康。护士需要确保老年患者获得足够的营养。老年患者的能量需求可能会减少，但他们对维持身体功能和康复过程中所需的营养仍然非常重要。护士可以协助老年患者选择均衡的饮食，包括足够的蛋白质、碳水化合物、脂肪、维生素和矿物质。老年患者可能需要特殊饮食安排，如低钠、高纤维或高蛋白饮食，以满足其特定的健康需求。

护士还需要监测老年患者的体重变化。体重的变化可以反映出患者的营养状态和健康状况。如果老年患者出现明显的体重减轻或增加，护士需要进一步评估并采取相应的措施，以确保他们的营养需求得到满足。护士还需要密切关注老年患者的食欲和饮食习惯，以及任何吞咽或消化问题，以及根据需要提供适当的支持和建议。液体管理也是老年患者护理中的重要方面。老年患者可能更容易出现脱水，尤其是在热天或慢性疾病的情况下。护士需要确保老年患者足够饮水，监测他们的尿液产量，以及观察脱水的症状，如口渴、干燥的口腔和皮肤、尿液深黄色等。如果有脱水的迹象，护士需要采取措施来纠正这种情况，可能需要给予患者静脉输液或口服补液。

老年患者常常伴随着慢性疾病，例如高血压、糖尿病和心脏病。这些疾病可能需要特殊的饮食管理，如低盐、低糖或低脂饮食。护士需要与患者一起制订合适的饮食计划，确保他们的饮食符合治疗要求，并根据患者的具体情况进行调整。营养和液体管理对于老年患者的护理至关重要。护士需要确保患者获得足够的营养，监测体重变化，避免脱水和电解质紊乱。在老年患者中，可能需要特殊饮食安排，如低钠、高纤维或高蛋白饮食，以满足其特定的健康需求。通过细心的护理和关注老年患者的营养和液体需求，可以帮助他们维持健康，促进康复和提高生活质量。

（三）家庭支持和转归规划

对于一些老年患者，家庭支持和转归规划在外科护理中扮演着至关重要的角色。护士需要与患者及其家庭成员密切合作，制订适当的护理计划，以确保患者在康复后能够安全回到家庭和社区，并继续获得所需的支持。家庭支持对于老年患者的康复至关重要。在手术后康复期间，老年患者可能需要额外的帮助和关心，以执行日常活动和康复锻炼。护士可以与患者的家庭成员合作，提供培训和指导，以确保他们能够为患者提供适当的支持和照顾。这包括如何协助患者进行康复活动、管理药物、控制饮食等。

转归规划是确保老年患者顺利回到家庭和社区的关键步骤。护士需要与患者及其家庭成员一起制订个性化的转归计划，考虑到患者的特殊需求和限制。这个计划应包括康复目标、康复活动、药物管理、饮食计划、并发症监测和预防等方面的详细信息。通过制订明确的计划，护士可以确保患者在回家后能够得到持续的关心和支持。护士需要与社区卫生服务提供者和社会工作者合作，以协调老年患者的护理和支持。这包括确保患者可以获得定期的医疗检查、物理治疗、康复服务和社会支持。护士可以充当沟通的桥梁，协调不同机构和服务提供者之间的合作，以确保患者得到全面的护理。

护士需要定期与患者和家庭成员进行沟通，监测康复进展并调整护理计划。这种定期的沟通有助于及时发现问题和调整支持计划。护士可以提供指导和建议，以帮助家庭成员更好地应对老年患者的需求，提高康复的成功率。家庭支持和转归规划对于老年患者的外科护理至关重要。护士需要与患者及其家庭成员合作，制订个性化的护理计划，确保患者在康复后能够安全回到家庭和社区，并继续获得所需的支持。通过密切合作和有效的沟通，护士可以为老年患者的康复提供关键性的支持。

第三节　孕妇外科护理

一、孕妇外科护理的基本原则和特点

（一）孕妇护理的特点

孕妇护理是一个特殊领域，需要特别关注母婴的安全和健康。孕妇护理的特殊性主要体现在妊娠对生理和心理的影响，以及与非孕妇患者的区别。妊娠对女性的生理产生了显著影响。孕妇的身体会经历一系列变化，如子宫扩大、子宫颈软化、乳腺增大等。这些生理变化可能导致孕妇经历不适感、腰痛、胃灼热等症状。护士需要了解这些生理变化，以便能够提供适当的护理和支持。

孕妇护理需要特别关注胎儿的健康。护士应该定期监测孕妇的孕期检查和超声检查，确保胎儿的生长和发育正常。孕妇的饮食和生活方式也需要注意，以确保胎儿获得足够的营养和保持健康的生活方式。护士还需要教育孕妇关于孕期营养、母婴健康和生育准备等方面的知识，以帮助她们做出明智的决策。

孕妇的心理健康也需要特别关注。妊娠期间，女性可能经历情感波动、焦虑、抑郁等心理健康问题。护士需要提供情感支持，与孕妇建立亲近的关系，鼓励她们表达感受，以减轻焦虑和增强心理健康。另外，孕妇护理还需要特别关注孕妇的药物管理。某些药物对胎儿有害，护士需要与孕妇讨论药物的安全性，并与医生合作，调整药物管理计划，以确保母婴的安全。

孕妇护理还包括劳动和分娩的准备。护士需要教育孕妇有关分娩的知识和技巧，提供分娩前的准备，监测分娩的进展，并在分娩过程中提供支持和疼痛管理。护士需要具备分娩协助的技能，以确保母婴的安全和顺利分娩。孕妇护理是一个特殊领域，需要特别关注母婴的安全和健康。护士需要了解妊娠对生理和心理的影响，以及与非孕妇患者的区别，以提供适当的护理和支持。孕妇护理包括监测孕妇的生理和胎儿的健康，提供情感支持，管理药物，以及准备活动和分娩。护士的专业知识和关怀对于孕妇和胎儿的健康至关重要。

（二）安全和妊娠保护

在孕妇外科护理中，确保母婴的安全至关重要。孕妇需要接受外科手术时，护士和医疗团队必须采取一系列的安全原则和妊娠保护措施，以最大限度地减少胎儿的风险，同时确保母亲得到必要的治疗。避免放射线暴露是孕妇外科护理中的一项重要原则。放射线对胎儿的影响可能会导致先天性畸形或其他不良后果。因此，在进行 X 线检查、CT 扫描或其他放射性检查时，必须采取适当的防护措施。护士需要确保医疗设备的辐射剂量最小化，确保孕妇的腹部受到最小的辐射暴露，并使用铅屏蔽来减少辐射的扩散。护士需要提前了解患者是否怀孕，以便在进行放射性检查之前采取必要的预防措施。

妊娠保护措施还包括用药的谨慎。孕妇需要特别小心使用药物，因为某些药物可能对胎儿产生不利影响。护士需要详细了解孕妇的药物过敏史和用药情况，并在必要时与医生协商，确定合适的治疗方案。通常情况下，护士和医生会选择较为安全的药物，尽量避免对胎儿产生负面影响。孕妇还需要注意避免使用含有雌激素或其他潜在有害物质的药物。

在手术技术的选择方面，护士需要与外科医生密切合作，选择对孕妇和胎儿风险较低的方法。有时，可以推迟手术，以等待胎儿的发育到足够成熟的阶段。如果手术是必需的，外科医生和护士需要选择最小创伤的方法，以减少术后恢复期的不适。在手术过程中，护士需要监测孕妇的生命体征，并确保手术进行顺利，最大限度地减少任何潜在的风险。孕妇外科护理的安全原则和妊娠保护措施至关重要。通过避免放射线暴露、用药的谨慎和选择合适的手术技术，可以最大限度地保护胎儿的安全，并确保孕妇得到必要的治疗。护士在孕妇外科护理中扮演着重要的角色，需要密切关注患者的状况，与医疗团队协作，以确保母婴的健康和安全。

（三）专业团队的协作

在孕妇护理中，专业团队的协作和紧密合作至关重要。这个专业团队通常包括产科医生、麻醉师和外科医生，他们需要通过有效的沟通和协同工作来确保孕妇的综合性护理和成功。产科医生在孕妇护理中发挥着关键作用。他们负责监测孕妇的孕期和胎儿的健康，制订孕产计划，以及处理任何与孕妇相关的产科问题。产科医生需要与其他团队成员共享重要的医疗信息，如孕妇的孕期状况、孕产历史和孕产风险因素。这种信息的共享有助于确定最佳的护理方法，确保孕妇在手术过程中的安全和顺利。麻醉师在孕妇手术中起着至关重要的作用。他们需要评估孕妇的麻醉需求，并选择适当的麻醉技术，以确保孕妇在手术期间没有疼痛和不适。麻醉师还需要与产科医生和外科医生密切协作，了解手术的性质和预期的麻醉效果。通过有效的沟通和协作，麻醉师可以提供安全的麻醉，确保孕妇在手术中的舒适和安全。

外科医生负责孕妇手术的执行和外科技术。他们需要了解孕妇的病情和手术需求，并与产科医生和麻醉师一起制订手术计划。外科医生还需要在手术中确保孕妇的安全和手术的成功。他们需要密切合作，确保手术过程流畅，并及时应对任何突发情况。协作和沟通对于孕妇护理的综合性和成功至关重要。专业团队的成员需要共享关键信息，如孕妇的健康状况、手术计划和麻醉需求。他们还需要在手术室内密切合作，确保手术过程的顺利进行。通过协作，专业团队可以提供高质量的孕妇护理，确保孕妇和胎儿的安全和健康。孕妇护理中的专业团队协作是非常重要的。产科医生、麻醉师和外科医生需要通过有效的沟通和协同工作来确保孕妇的综合性护理和成功。他们的合作有助于提供高质量的孕妇护理，确保孕妇和胎儿的安全和健康。

二、孕妇外科护理中的常见问题和护理策略

（一）孕期手术前护理

孕期手术前护理是一项关键的工作，需要特别关注孕妇和胎儿的健康风险，并采取相应的策略来评估和管理这些风险。术前评估是孕期手术前护理的关键步骤。护士需要仔细评估孕妇的健康状况，包括孕妇的孕周、既往病史、家族病史、药物过敏史等。护士还需要进行体格检查，包括测量孕妇的血压、脉搏、呼吸率、体温，以及听取孕妇的心音和胎儿的胎心音。术前评估还需要考虑手术的紧急性和类型，以确定手术的最佳时间和方式。

麻醉选择是孕期手术前护理的另一个重要方面。护士需要与麻醉医生合作，评估孕妇的麻醉风险，并选择最适合的麻醉方式。一般来说，孕妇可以选

择局部麻醉、脊髓麻醉或全身麻醉，具体选择取决于手术的性质和孕妇的健康状况。麻醉选择应考虑到最大限度地减少对胎儿的潜在影响，确保母婴的安全。产前教育对于孕期手术前护理至关重要。护士需要与孕妇详细讨论手术的过程、目的、风险和术后预期。产前教育还包括解释手术前的准备措施，如禁食、药物停止和清洁要求。孕妇需要明白手术对她们和胎儿的健康可能产生的影响，以做出知情的决策。产前教育有助于减轻孕妇的焦虑和不安感，提高她们对手术的理解和合作程度。

孕期手术前护理需要特别关注孕妇和胎儿的健康风险的评估和管理。护士需要密切关注孕妇的生命体征和胎儿的胎心音，以及监测任何不正常的症状或体征。孕妇的饮食和液体管理也需要特别关注，以确保她们在手术前保持充分水分和营养。护士还需要与医生和其他医疗团队成员合作，共同制订和执行个性化的护理计划，以最大限度地降低手术对孕妇和胎儿的潜在风险。孕期手术前护理需要特别关注孕妇和胎儿的健康风险，以及与麻醉选择和产前教育相关的策略。护士的专业知识和关怀对于确保孕妇和胎儿的安全至关重要。通过仔细的术前评估、合适的麻醉选择、产前教育和健康风险的管理，护士可以为孕妇提供最佳的护理和支持，确保手术的成功和母婴的健康。

（二）孕期手术中麻醉管理

孕妇外科护理中的麻醉管理至关重要，因为选择合适的麻醉方法和剂量对母婴的健康和安全至关重要。在孕妇接受外科手术时，麻醉医生和护士需要密切合作，以确保麻醉的安全性和有效性。麻醉的选择是孕妇外科护理中的一个重要考虑因素。通常情况下，孕妇可以接受局部麻醉或全身麻醉，具体选择取决于手术的性质和位置。局部麻醉在一些小型手术中较为常见，它可以通过局部麻醉剂在手术部位麻醉，而不会影响到整个身体。然而，对于需要全身麻醉的手术，如剖宫产，麻醉医生需要选择合适的全身麻醉方法。监测是麻醉管理中的另一个关键因素。在手术过程中，麻醉医生和护士需要密切监测孕妇的生命体征，包括心率、呼吸频率、血压和氧饱和度。这些监测可以帮助麻醉医生及时发现并处理任何潜在的麻醉相关问题，确保母婴的安全。监测也可以帮助确定麻醉剂的效果，以便调整剂量。

麻醉剂的剂量调整也是孕妇外科护理中的一个重要考虑因素。孕妇的生理状态在怀孕期间可能发生变化，因此麻醉医生需要根据孕妇的体重、妊娠期、手术的性质以及其他因素来确定适当的麻醉剂量。一般来说，孕妇通常需要比非孕妇更小的麻醉剂量，因为孕妇的代谢率可能会增加，药物的清除速度可能会提高。因此，麻醉医生必须谨慎计算麻醉剂的剂量，以避免过度麻醉或不足麻醉的情况发生。

孕妇外科护理中的麻醉管理需要高度的专业知识和谨慎。正确选择麻醉方法、密切监测生命体征和调整适当的麻醉剂量是确保母婴安全的关键步骤。麻醉医生和护士的紧密合作是实施麻醉管理的关键，以确保手术顺利进行，同时最大限度地减少对孕妇和胎儿的不利影响。

（三）孕期手术后康复和产后护理

孕妇在外科手术后需要特别的康复和产后护理策略，以确保她们的身体和婴儿的健康。这些策略应该包括疼痛管理、康复计划和产后监测，以满足孕妇在术后和产后期间的特殊需求。疼痛管理对于孕妇的术后康复至关重要。孕妇在外科手术后可能会经历不同程度的疼痛和不适，这可能会影响她们的生活质量和康复进程。因此，护理团队需要合理评估孕妇的疼痛程度，并制订适当的疼痛管理计划。这可能包括药物治疗，但需要特别注意选择合适的药物，以避免对婴儿的潜在风险。非药物疼痛管理方法，如物理疗法和康复锻炼，也可以帮助孕妇缓解疼痛。康复计划对于孕妇的术后康复至关重要。康复计划应该根据孕妇的手术类型和个体需求而定制。这可能包括康复锻炼、生活方式调整、营养建议和心理支持。康复锻炼有助于孕妇恢复肌肉力量和活动能力，提高身体的适应性。生活方式调整可能包括饮食改善和合理的休息，以促进康复过程。心理支持对于孕妇处理手术后的情感和心理压力非常重要，有助于减轻焦虑和抑郁情绪，提高情感健康。

产后监测也是孕妇术后康复和产后护理的重要组成部分。护理团队需要定期监测孕妇的健康状况，包括手术伤口的愈合情况、疼痛程度、体重变化、血压和其他生命体征。这有助于及时发现任何潜在的并发症或健康问题，并采取必要的措施。产后监测还需要关注婴儿的健康，确保他们在产后期间得到适当的护理和支持。孕妇在外科手术后需要特别的康复和产后护理策略，以满足她们的特殊需求。这些策略包括疼痛管理、康复计划和产后监测，旨在确保孕妇和婴儿的健康。通过合理的康复和护理，孕妇可以更好地应对手术后的挑战，恢复健康的生活。

第四节　慢性病患者的外科护理

一、慢性病患者的特殊需求

（一）多重疾病管理

慢性病患者通常患有多种慢性疾病，如糖尿病、高血压、心脏病等，这些疾病需要长期管理和护理。护士在患者的护理中起着至关重要的角色，协助慢性病患者管理这些疾病，以确保他们的基础疾病得到控制，从而减少手术的风险。护士需要进行全面的评估，了解慢性病患者的疾病历史、目前的健康状况和治疗计划。这包括了解患者的药物治疗、用药依从性、慢性疾病的控制程度以及任何潜在的并发症。通过充分的评估，护士可以更好地了解患者的健康需求，制订个性化的护理计划。护士需要提供教育和支持，帮助慢性病患者管理其基础疾病。这包括教育患者如何正确服用药物、测量血糖和血压、控制饮食和进行适当的锻炼。护士还可以提供生活方式建议，帮助患者降低患病风险，如戒烟、限制酒精摄入和管理体重。护士需要密切监测患者的健康状况，包括定期测量生命体征、监测慢性疾病指标和进行相关检查。通过监测，护士可以及时发现潜在的问题或恶化，并采取适当的措施来调整治疗计划。这种监测可以减少慢性病患者在手术前出现不稳定状况的风险。

护士需要与医疗团队紧密合作，确保患者的基础疾病得到充分管理。这包括协调医生、药师、营养师和其他专业人员的意见，以确定最佳的治疗方案。护士还需要确保患者按计划接受定期的随访和检查，以评估疾病控制情况并进行必要的调整。护士在患者手术前需要特别关注药物管理。慢性病患者通常需要服用多种药物，因此护士需要仔细核对患者的药物清单，确保正确的药物、剂量和时间，避免潜在的药物相互作用或不良反应。护士还需要与麻醉医生合作，确定术前药物管理计划，以确保手术期间的安全。护士在慢性病患者的护理中扮演着关键的角色，协助患者管理其基础疾病，以减少手术的风险。通过全面的评估、教育和支持、监测、与医疗团队的合作以及药物管理，护士可以帮助慢性病患者维持其基础疾病的控制，确保手术的顺利进行，并提高患者的康复成功率。这种综合性的护理方法对于慢性病患者的健康至关重要。

（二）药物管理

慢性病患者通常需要长期的药物治疗来管理他们的疾病，以维持其健康状况和生活质量。护士在慢性病患者的护理中扮演着至关重要的角色，其中一个关键任务是监督和管理这些患者的药物治疗。护士需要了解患者的具体疾病和医生的处方，包括药物的种类、剂量、用法和时间表。这些信息对于确保患者正确使用药物至关重要。护士可以与患者一起制订药物治疗计划，并提供详细的药物管理指导，以便患者理解如何服用药物。

监督药物的使用是护士的一项重要任务。护士可以通过定期与患者交流，询问他们是否按照医嘱正确服药，以确保患者遵守治疗计划。在某些情况下，护士还可以使用药物盒、药物日历或电子提醒工具来帮助患者记住服药时间。监督药物的使用不仅有助于维持患者的健康状况，还可以及时发现任何潜在的问题，如漏服药物或药物不良反应。护士需要了解患者的药物过敏情况。在开始药物治疗之前，护士应仔细询问患者是否有药物过敏史，以避免使用可能引发过敏反应的药物。如果患者报告有过敏史，护士应立即记录并与医生协商，以确定安全的替代药物或采取其他措施。

另一个需要关注的方面是药物相互作用。慢性病患者可能需要同时服用多种药物来管理他们的疾病，这增加了药物相互作用的风险。护士需要了解这些潜在的相互作用，确保患者的药物治疗是安全的。护士可以使用药物信息资源和药物相互作用检查工具来评估患者的药物清单，以及是否存在潜在的相互作用风险。如果发现了任何问题，护士应与医生合作，考虑调整药物治疗方案或采取其他措施来减少相互作用的风险。护士在慢性病患者的药物管理中扮演着关键的角色。他们需要与患者密切合作，监督药物的使用，提供药物管理指导，并确保患者正确使用药物。同时，护士还需要了解患者的药物过敏情况和潜在的药物相互作用风险，以确保患者的药物治疗是安全和有效的。通过这些努力，护士可以帮助慢性病患者更好地管理他们的疾病，提高他们的生活质量。

（三）心理社会支持

慢性病患者常常需要长期护理和管理，他们可能会面临心理和社会层面的挑战，如焦虑、抑郁和社交孤立。在这种情况下，护士的角色不仅仅是提供医疗护理，还包括提供情感支持，帮助患者应对心理压力，并促进他们的社交互动。焦虑和抑郁是慢性病患者常常面临的心理挑战。患者可能会感到沮丧，因为他们需要长期管理健康问题，这可能会对他们的生活产生负面影响。护士可以通过与患者建立亲近的关系，倾听他们的担忧和情感，提供情感支持和鼓励。通过理解患者的情感需要，护士可以帮助他们更好地应对焦虑和抑郁，提高他们的生活质量。

社交孤立是另一个慢性病患者可能面临的挑战。由于健康问题，患者可能会减少社交活动或感到与他人疏远，这可能会导致孤独感和情感隔离。护士可以通过鼓励患者积极参与社交互动来帮助缓解这种问题。这可能包括加入支持群体、参加康复课程、与家人和朋友保持联系，以及参与社区活动。通过推动患者积极参与社交生活，护士可以帮助他们建立支持系统，提高生活满意度。护士还可以提供教育和资源，以帮助患者更好地理解和管理他们的慢性病。通过教育患者关于他们的健康状况、药物管理、饮食和生活方式的知识，护士可以提高患者的自我护理能力，并增加他们对健康问题的掌握感。这种知识可以减轻患者的焦虑，因为他们会更清楚地了解如何应对健康挑战。护士在慢性病患者的护理中扮演着关键的角色，不仅要提供医疗护理，还需要提供情感支持，帮助患者应对心理压力，促进社交互动。通过理解患者的情感需要，鼓励他们积极参与社交生活，提供教育和资源，护士可以帮助患者更好地管理他们的慢性病，提高生活质量，减轻焦虑和抑郁情绪，增强他们的心理和社会健康。

二、慢性病患者的护理策略

（一）个性化护理计划

针对慢性病患者，护理计划的制订需要更加个性化和细致入微。每位患者的慢性病管理计划应该根据其特定情况和需求进行定制，包括药物管理、饮食、运动和其他方面。药物管理是慢性病患者护理计划的关键组成部分。护士需要了解每位患者的药物清单，包括所服用的药物、剂量、频率和服用时间。这有助于确保药物管理的准确性和依从性。护士还需要与患者讨论药物的重要性，提醒他们按照医嘱正确服药，并监测患者的药物不良反应或副作用。

饮食管理是慢性病患者护理计划中的重要方面。不同的慢性疾病可能需要不同的饮食限制或建议。例如，糖尿病患者需要注意血糖控制，需要控制碳水化合物摄入量；高血压患者需要限制钠的摄入。护士需要与患者一起制订个性化的饮食计划，根据他们的慢性疾病和个人偏好来确定合适的食物选择。运动和体育活动在慢性病患者护理计划中也扮演着重要的角色。护士需要与患者讨论适当的运动水平和类型，以帮助他们维持健康的体重、心血管健康和肌肉骨骼健康。对于某些慢性疾病，如关节炎，合适的运动可以缓解症状并提高生活质量。

慢性病的控制程度和治疗目标是制订个性化护理计划的关键因素。护士需要了解患者的慢性疾病控制情况，包括症状的频率和严重程度，以及相关的生理指标，如血压、血糖、胆固醇水平等。基于这些信息，护士可以与患者一起制定明确的治疗目标，并制订相应的护理计划，以达到这些目标。个性化护理计划需要考虑患者的个人偏好和生活方式。每位患者的需求和目标都可能不同，因此护士需要与患者密切合作，共同制订适合他们的计划。护士还可以提供支持和激励，鼓励患者积极参与慢性病管理，提高他们的生活质量。制订个性化护理计划对于慢性病患者的健康至关重要。护士需要考虑药物管理、饮食、运动、病情控制和治疗目标等多个方面，以确保每位患者得到最佳的护理和支持。个性化护理计划有助于慢性病患者更好地管理其疾病，提高生活质量，减少慢性疾病的潜在风险和并发症。

（二）饮食和液体管理

饮食和液体管理对于慢性病患者来说是至关重要的，因为它们直接影响患者的健康状况和疾病管理。护士在慢性病患者的护理中发挥着重要的作用，其中一个关键任务是确保患者获得适当的饮食和液体摄入，以避免脱水、电解质紊乱和其他与饮食有关的问题。护士需要评估患者的饮食习惯和偏好，以了解他们的营养需求。这包括考虑患者的疾病类型、严重程度以及任何与疾病管理相关的特殊饮食要求。例如，对于患有高血压或心脏病的患者，低盐饮食可能是必要的，以帮助控制血压。对于糖尿病患者，低糖饮食可能是关键，以维持血糖水平在可接受范围内。对于患者需要控制体重或管理高胆固醇的情况，低脂饮食可能是必要的。

一旦了解了患者的饮食需求，护士可以与营养师一起制订适当的饮食计划。这个计划应该包括具体的食物建议、饮食目标和餐食时间表。护士可以提供患者关于如何选择健康食物、合理控制饮食和控制食物摄入量的指导。在制订饮食计划时，护士需要考虑患者的个人偏好和文化背景，以确保计划的可行性和可接受性。液体管理也是慢性病患者护理的一部分。护士需要确保患者获得足够的水分摄入，以维持体液平衡和避免脱水。患者可能需要根据疾病的性质和治疗方案来限制液体摄入，例如，患有肾病的患者可能需要限制液体摄入以减轻肾脏负担。护士可以根据医嘱监测患者的液体摄入和尿液排出，以确保体液平衡。

教育患者如何自我管理饮食和液体摄入。护士可以提供患者关于如何识别适当的食物选择、理解食物标签和计算食物摄入量的培训。护士还可以教育患者如何识别脱水的迹象，并提供应对脱水的建议，以便患者在家庭环境中也能维持良好的液体管理。饮食和液体管理对于慢性病患者的健康至关重要。护士在这方面的工作包括评估患者的饮食需求、制订适当的饮食计划、监督液体摄入、教育患者自我管理以及根据患者的特殊需要制订特殊饮食计划。通过正确的饮食和液体管理，护士可以帮助患者更好地管理他们的慢性病，提高他们的生活质量。

（三）康复和自我管理

康复和自我管理对于慢性病患者来说至关重要。护士在这一过程中扮演着关键的角色，需要鼓励患者积极参与康复活动，并教育他们如何有效地管理其慢性病，包括自我监测、药物管理和症状控制。康复活动对于慢性病患者的康复至关重要。这些活动包括物理治疗、康复锻炼和教育课程等。护士需要鼓励患者积极参与这些活动，并提供支持和指导。物理治疗可以帮助患者恢复或维持其功能，减轻疼痛和不适。康复锻炼可以增强患者的肌肉力量和体能，提高生活质量。教育课程可以为患者提供关于慢性病的知识，帮助他们更好地理解病情，并学会有效的自我管理技巧。护士需要教育患者如何管理其慢性病。这包括自我监测、药物管理和症状控制。自我监测是患者定期检查生命体征、血糖水平、血压等的过程，以便及时发现任何异常。护士可以教患者如何正确使用监测设备，并解释监测数据的重要性。药物管理涉及按照医嘱正确服用药物，包括药物的剂量和时间。护士可以提供药物管理的建议和技巧，确保患者正确服药，减少药物错误的风险。症状控制是指患者学会如何应对慢性病的症状，如疼痛、呼吸困难、咳嗽等。护士可以提供症状管理的建议和方法，帮助患者提高生活质量。

护士还需要与患者建立密切的合作关系，以了解他们的个体需求和挑战。每位患者的病情和应对方式都可能不同，因此护士需要根据患者的特定情况制订个性化的康复和自我管理计划。护士还需要提供情感支持，鼓励患者坚持康复活动和自我管理，帮助他们保持积极的态度和信心。康复和自我管理对于慢性病患者至关重要，护士在其中发挥着不可或缺的作用。通过鼓励患者积极参与康复活动，提供教育和支持，以及个性化的康复和自我管理计划，护士可以帮助患者更好地管理其慢性病，提高生活质量，减轻症状，实现更好的康复。这种综合性的护理方法有助于患者更好地掌控自己的健康状况，增强自我管理能力，提高生活质量。

第七章 外科护理中的并发症与急救

第一节 外科手术并发症的识别与处理

一、外科手术并发症的种类和识别方法

（一）并发症的分类

外科手术是一种常见的医疗治疗方法，可以治疗各种疾病和病症。然而，与任何医疗干预一样，外科手术也存在一定的风险，其中包括各种常见的并发症。了解这些并发症的种类和相关的风险因素对于预防和及时识别至关重要，以确保手术的成功和患者的安全。感染是外科手术最常见的并发症之一。手术切口可能会受到细菌或其他病原体的感染，导致局部炎症和发热。感染的风险因素包括手术前的感染、免疫系统功能低下、手术切口清洁不当等。预防感染的关键是严格遵守无菌技术和使用抗生素。出血是另一个常见的并发症。手术中可能会损伤血管或器官，导致大量出血。出血的风险因素包括患者的血液凝血功能异常、手术部位的血管密度等。外科团队需要密切监测患者的出血情况，并在必要时采取措施止血。

深静脉血栓和肺栓塞是与手术相关的危险并发症。长时间的床位休息和手术后的体位变化不足可能导致深静脉血栓形成。如果这些血栓脱落并阻塞肺动脉，就可能引发肺栓塞，这是一种严重的疾病。预防这些并发症的关键是患者的早期行动和使用抗凝血药物。术后疼痛是外科手术后的常见问题。手术切口和组织受损可能会引发疼痛。术后疼痛的严重程度因手术类型和个体差异而异。合理的镇痛管理是减轻术后疼痛的关键，以提高患者的舒适度和促进康复。

术后恶心和呕吐也是外科手术的常见并发症之一。这可能是由于麻醉药物、手术刺激肠道、恶心反射等因素引起的。恶心和呕吐可以增加患者的不适和恶化手术后恢复。预防和处理这些症状的方法包括使用抗恶心药物和避免食物摄入早期复苏。外科手术虽然是一种重要的医疗治疗方法，但也伴随着一定的风险，包括感染、出血、深静脉血栓、肺栓塞、术后疼痛、术后恶心呕吐等常见并发症。了解这些并发症的种类和相关的风险因素对于预防和及时识别至关重要，以确保手术的成功和患者的安全。医疗团队应密切监测患者的情况，并采取适当的措施来减轻并发症的风险和严重程度，以确保患者的康复和福祉。

（二）早期识别

早期识别并发症对于患者的健康和康复至关重要。护士在临床实践中扮演着关键的角色，他们需要使用各种方法来监测和识别患者可能出现的并发症，以便能够及时采取有效的干预措施。本文将讨论早期识别并发症的方法，包括监测患者的生命体征、观察症状和进行实验室检查，并强调及时识别并发症对于患者的重要性。监测患者的生命体征是早期识别并发症的重要手段之一。生命体征包括体温、心率、呼吸频率、血压和饮食等，反映了患者的生理状况。护士需要定期测量这些生命体征，并与之前的测量结果进行比较，以便发现任何异常情况。例如，突然升高的体温可能是感染的早期迹象，而不稳定的血压或心率可能是心血管问题的标志。通过监测生命体征，护士可以及时发现患者可能存在的并发症，并采取必要的措施进行干预。

观察患者的症状也是早期识别并发症的关键方法之一。患者可能会出现各种不适或疼痛，这些症状可能是潜在问题的表现。护士需要与患者进行有效的沟通，询问他们是否感到不适或疼痛，并记录相关症状的性质、程度和持续时间。例如，患者可能会报告胸痛、呼吸困难、头痛、恶心或腹痛等症状。这些症状可能与心血管问题、呼吸系统问题、颅内压增高或胃肠道问题有关。通过认真观察和记录患者的症状，护士可以帮助医疗团队更早地识别并发症，从而提供及时的治疗和护理。

实验室检查在早期识别并发症方面也发挥着关键作用。护士需要根据医嘱和患者的临床状况进行必要的实验室检查，包括血液、尿液、影像学和其他相关检查。这些检查可以提供有关患者的生理状况和器官功能的详细信息。例如，血液检查可以检测感染的指标、电解质水平和血糖水平，尿液检查可以检测肾功能和尿液中的异常物质，影像学检查可以显示器官的结构和功能。通过及时进行实验室检查，护士可以帮助医疗团队识别患者可能出现的并发症，并采取相应的治疗措施。早期识别并发症对于患者的健康至关重要。护士可以通过监测患者的生命体征、观察症状和进行实验室检查来帮助及时发现并发症的迹象。这些方法可以确保患者在出现问题时能够及时获得必要的治疗和护理，提高其康复的机会和生活质量。因此，护士在临床实践中的角色至关重要，他们需要不断关注患者的状况，以确保其安全和健康。

（三）临床评估工具

临床评估工具在医疗实践中发挥着重要的作用，可以帮助医护人员辨别、监测和评估患者的状况，从而提供更精确的护理和治疗。在外科护理中，一些常用的临床评估工具包括 SIRS（全身性炎症反应综合征）评分、PACU 评分和术后疼痛评估，它们都在不同方面有着重要的用途。SIRS 评分是一种用于评估全身性炎症反应的工具，通常用于早期识别感染或其他炎症性疾病的患者。该评分包括 4 个参数，体温、心率、呼吸频率和白细胞计数。通过监测和记录这些参数，医护人员可以及时发现患者是否存在全身性炎症反应。对于外科患者来说，特别是那些接受手术的患者，SIRS 评分可以用于早期识别手术后感染或其他并发症的风险。一旦患者的 SIRS 评分升高，医护人员可以采取必要的措施，如进行更详细的感染筛查、调整治疗计划或加强监测。

PACU 评分是指术后监护室评分，用于评估患者在手术后的状况和稳定性。这个评分通常包括呼吸、心血管、神经系统和疼痛等方面的参数。PACU 评分有助于护理人员监测术后患者的生理功能和症状，识别任何异常情况，并采取及时的护理干预措施。它有助于确保患者在从手术麻醉中醒来后，其生命体征和症状处于安全和稳定的状态。这对于预防并发症、提供高质量的术后护理至关重要。术后疼痛评估是用于评估患者术后疼痛程度和疼痛管理效果的工具。疼痛评分通常采用 0～10 分的数值评分法，患者根据自己的疼痛感受来评定疼痛程度，0 表示无痛，10 表示极度疼痛。通过定期进行术后疼痛评估，医护人员可以了解患者的疼痛情况，并相应地调整疼痛管理计划。这对于确保患者在术后能够获得适当的疼痛缓解非常关键，有助于提高患者的舒适度、促进愈合和康复。临床评估工具如 SIRS 评分、PACU 评分和术后疼痛评估在外科护理中扮演着至关重要的角色。它们有助于医护人员及时发现患者的生理变化、稳定性问题或疼痛情况，从而采取适当的护理和治疗措施。通过使用这些工具，可以提高患者的安全性、康复和满意度，确保外科护理的质量和效果。因此，使用合适的临床评估工具是外科护理中不可或缺的一部分。

二、外科手术并发症的处理和管理策略

（一）处理和治疗

外科手术并发症的处理和治疗策略是多样化的，取决于具体的并发症类型和患者的状况。个体化的干预和治疗至关重要，以确保最佳的结果和患者的安全。对于感染，抗感染治疗是关键。医生通常会根据感染类型和严重程度来选择合适的抗生素。重要的是在感染早期识别并迅速开始治疗，以防止感染的蔓延和恶化。外科团队需要继续监测感染情况，确保抗生素治疗的有效性。

止血措施对于处理出血并发症至关重要。这可能包括手术修复出血点、使用止血药物或器械，以及输血来替代失血。医疗团队需要迅速采取措施，以控制出血并维护患者的血容量和循环稳定。对于深静脉血栓和肺栓塞，抗凝治疗是主要的干预手段。抗凝药物可以帮助防止血栓的形成和扩散。然而，治疗必须个体化，因为不同患者可能有不同的凝血风险和禁忌证。医生需要仔细评估患者的情况，并根据需要调整抗凝药物的剂量和类型。

术后疼痛管理是关键的治疗策略之一。不同手术和患者可能会有不同程度的疼痛。个体化的镇痛方案包括使用药物治疗、神经阻滞和物理疗法。医疗团队需要与患者密切合作，了解他们的疼痛感受和需求，以制订适当的镇痛计划，确保患者的舒适度和康复。

术后恶心和呕吐的治疗也是重要的，因为这些症状可能会影响患者的舒适度和康复。医生可以使用抗恶心药物来减轻恶心和呕吐的症状，但也需要考虑患者的特殊情况和药物相互作用。处理外科手术并发症需要个体化的治疗策

略，以确保最佳的结果和患者的安全。抗感染治疗、止血措施、抗凝治疗和疼痛管理等都是关键的干预手段。及时的干预和密切监测患者的情况是成功治疗的关键，医疗团队需要根据患者的具体情况来制订合适的治疗计划，以确保他们能够顺利康复。

（二）多专科协作

处理并发症是医疗领域中的一项复杂任务，通常需要多专科协作，包括外科医生、麻醉师、感染病专家等的合作。这种跨学科的团队协作对于处理复杂并发症至关重要，因为每位专家都可以提供独特的知识和技能，以确保患者获得最佳的治疗和护理。外科医生在处理并发症中发挥着关键作用。他们通常是首位处理外科并发症的医师，需要进行手术干预或其他外科治疗。外科医生具备深入的解剖学知识和手术技能，可以迅速采取必要的行动，以解决患者的外科问题。例如，如果患者在手术后出现出血或器官破裂的并发症，外科医生将负责进行手术修复。他们的专业知识和技能对于患者的生存和康复至关重要。

麻醉师也在处理并发症中发挥着重要作用。他们负责管理患者的麻醉，确保患者在手术中安全且无痛。在处理并发症时，麻醉师可能需要调整麻醉的深度或采取其他措施，以满足患者的特殊需要。例如，如果患者在手术中出现呼吸窘迫或心律失常的并发症，麻醉师将需要立即采取措施，以确保患者的生命体征稳定。感染病专家在处理感染性并发症时起着关键作用。感染病专家具备深入的感染病学知识，可以帮助诊断和治疗与感染有关的并发症。他们可能需要指导抗生素治疗、监测感染指标或进行其他感染控制措施。感染病专家的参与可以帮助减少感染性并发症的风险，提高患者的生存率。

其他专科医生，如心脏病专家、肾脏病专家、内分泌学专家等，也可能在处理并发症中提供咨询和协助。这些专家可以根据其领域的专业知识为患者提供针对性的治疗建议，以应对复杂的并发症。处理并发症通常需要多专科协作的团队努力。各个专科医生在其领域内具备独特的知识和技能，通过协同工作，可以提供全面的医疗护理，确保患者获得最佳的治疗和康复。这种跨学科的协作是医疗团队成功处理并发症的关键，也是提高患者生存率和健康状况的重要因素。因此，医疗机构应该鼓励和支持不同专业之间的合作，以应对复杂并发症，提供高质量的医疗护理。

（三）患者教育和康复

患者教育和康复策略在外科护理中具有重要的地位，它们不仅有助于患者更好地理解并发症的风险和管理，还可以促进康复过程。强调患者的参与和自我护理是非常关键的，患者教育是外科护理中不可或缺的一部分。在手术前，护理人员应当向患者提供详细的手术前准备指南，包括禁食时间、饮食限制、药物管理和个人卫生等方面的信息。这有助于减少手术并发症的风险，确保手术可以在最佳的条件下进行。患者还应该了解手术的过程、风险和可能的并发症。通过向患者提供充分的信息，可以减轻他们的焦虑和恐惧感，增加对手术的理解和信任，有助于手术的成功进行。

康复策略在术后期尤为重要。护理人员应当与患者合作制订个性化的康复计划，根据患者的病情、手术类型和身体状况来制订相应的康复目标和计划。这可能包括康复锻炼、物理治疗、康复护理和营养建议等。康复计划的关键是让患者主动参与，帮助他们理解自己的康复过程，并提供支持和指导。康复策略不仅有助于患者的身体康复，还可以促进心理康复，提高生活质量。患者的自我护理也至关重要。护理人员需要教育患者如何自我监测症状，例如术后的疼痛、伤口愈合情况和药物管理。他们还应该了解可能的并发症症状，并知道在出现问题时该如何应对和何时寻求医疗帮助。自我护理的培训有助于患者更好地管理自己的健康，减少并发症的风险，提高康复的成功率。患者教育和康复策略在外科护理中具有至关重要的地位。通过提供充分的信息、制订个性化的康复计划和教育患者如何自我护理，可以增强患者的参与感和自我管理能力。这有助于降低并发症的风险，提高康复的成功率，促进患者的全面健康和生活质量。因此，强调患者参与和自我护理的重要性是外科护理的核心原则之一。

第二节　术后感染与预防

一、术后感染的风险因素与识别

（一）风险因素识别

术后感染是外科患者可能面临的严重并发症之一，对患者的康复和生命健康构成潜在威胁。护士在患者护理中扮演着至关重要的角色，了解和识别术后感染的风险因素是预防和及时干预的关键。患者的年龄是一个重要的风险因素。老年患者由于免疫系统功能逐渐减弱，容易受到感染的影响。年长的患者通常有其他慢性疾病，这也增加了感染的风险。因此，护士需要特别关注老年患者的护理，密切监测并采取预防措施。

患者的免疫状态也是一个关键的风险因素。患有免疫系统缺陷性疾病的患者，或者正在接受免疫抑制治疗的患者，容易受到感染的侵袭。护士需要了解患者的免疫状态，并采取额外的预防措施，如避免与感染者接触、定期监测白细胞计数等。手术类型和手术时间也是术后感染的重要因素。一些手术可能会导致更高的感染风险，例如开腹手术、器官移植手术等。手术时间的延长也增加了感染的风险，因为手术切口暴露的时间较长，细菌有更多的机会进入伤口。护士需要密切关注这些患者，确保手术环境的无菌性和适时的感染预防措施。

手术环境也是术后感染的风险因素之一。如果手术室不符合卫生标准或设备不清洁，可能会引入细菌或其他病原体，增加感染的风险。护士需要确保手术环境的清洁和无菌，并密切配合医疗团队，执行正确的消毒和感染控制措施。患者的感染史也是一个重要的风险因素。如果患者曾经有感染的历史，尤其是多次感染或难以治愈的情况，他们更容易再次感染。护士需要了解患者的病史，以更好地预测和预防潜在的感染风险。

护士在外科患者的护理中需要了解和识别术后感染的风险因素，包括年龄、免疫状态、手术类型、手术时间、手术环境和感染史等。通过评估患者的风险因素,护士可以更好地制订个性化的预防策略,降低感染的发生率,提高患者的康复和生命质量。护士在感染预防方面的角色至关重要,他们的关注和努力可以有效地减少患者面临的感染风险。

(二) 术后感染的常见类型

术后感染是一种严重的并发症,可能出现在手术后的不同部位,包括手术切口感染、泌尿道感染、呼吸道感染、血流感染等。护士在手术后的护理中扮演着关键的角色,需要了解各种感染的症状和体征,以及感染的常见病原体,以便及时识别和处理这些感染,确保患者的安全和康复。手术切口感染是一种常见的术后感染,通常发生在手术部位周围的皮肤和组织。患者可能会出现切口红肿、疼痛、渗液、发热等症状。护士需要仔细观察手术切口的情况,检查是否有异常的炎症迹象,如红肿和渗液。护士还需要监测患者的体温,以及其他体征,如白细胞计数,以帮助确定是否存在感染。常见的手术切口感染病原体包括细菌和真菌,因此护士需要了解不同病原体的特点,以选择适当的治疗方法,如抗生素或抗真菌药物。

泌尿道感染也是一种常见的术后感染类型,特别是对于那些接受膀胱或泌尿道手术的患者。患者可能会出现尿频、尿急、尿痛、尿失禁等症状。护士需要询问患者的症状,进行尿液分析,以检测是否存在细菌感染。护士还应该鼓励患者保持良好的尿液排空习惯,以预防感染的发生。泌尿道感染通常由细菌引起,因此护士需要了解不同细菌的敏感性,以选择适当的抗生素治疗。呼吸道感染是另一种常见的术后感染,特别是对于那些接受胸部或上腹部手术的患者。患者可能会出现咳嗽、呼吸急促、咳痰、发热等症状。护士需要监测患者的呼吸频率和深度,观察是否有呼吸窘迫的迹象。呼吸道感染通常由细菌或病毒引起,因此护士需要了解不同病原体的特点,以选择适当的治疗方法,如抗生素或抗病毒药物。

血流感染是一种严重的术后感染,可能影响全身。患者可能会出现高热、寒战、低血压、混乱等严重症状。护士需要密切监测患者的生命体征,特别是血压和心率,以及实验室检查,如血液培养,以检测是否存在血流感染。血流感染通常由细菌引起,因此护士需要了解不同细菌的敏感性,以选择适当的抗生素治疗。术后感染的早期识别和处理对于患者的生存和康复至关重要。护士需要密切观察患者的症状和体征，了解不同感染的特点，以便及时采取适当的治疗措施。通过有效的感染管理，护士可以帮助患者减少并发症的风险，提高手术后的康复率。

二、术后感染的预防与管理

（一）无菌技术和手术环境控制

术后感染的首要预防策略之一是确保手术室和手术器械的无菌性。护士在手术室的无菌操作是保障患者安全的关键环节。手术场的准备至关重要。在患者进入手术室之前，护士必须确保手术室已经彻底清洁和消毒。这包括清洗和消毒手术台、器械、墙壁和地板，以及更换所有的床单、围裙和手术室用品。任何可能引入细菌的物品都必须被严格控制和清洁，以保持手术室的无菌性。手术器械的无菌处理至关重要。护士需要确保手术器械在使用前已经经过适当的清洗、消毒和灭菌过程。消毒和灭菌过程必须符合严格的卫生标准和制订的程序，以确保细菌和病原体被有效地去除。护士需要密切监测器械的无菌包装，确保其完整性和有效性。护士需要遵循正确的着装和手卫生标准。在进入手术室之前，护士必须穿戴特殊的手术服，包括手术帽、口罩、手套和无菌袍子。这些装备可以减少细菌的传播，保护手术区域的无菌性。护士还需要严格遵循手卫生程序，包括彻底洗手和使用消毒剂，以确保他们自身不会成为感染的源头。

手术室内的空气质量控制也是非常重要的。护士需要确保手术室内的空气是无菌的，并且不会引入细菌或其他污染物。这包括定期检查和维护手术室内的空气过滤系统，以确保其正常运作。护士还需要监测手术室内的温度和湿度，以确保适宜的环境条件。护士需要在手术期间保持高度的警惕性。他们必须遵循手术流程，确保无菌操作，并随时注意可能导致感染的潜在问题。如果发现任何可能影响手术器械无菌性或手术室环境的问题，护士必须立即采取行动，通知医疗团队并纠正问题。护士在术后感染的预防中扮演着至关重要的角色。他们需要遵循严格的无菌操作标准，确保手术室和手术器械的无菌性。这包括手术场的准备、手术器械的消毒和灭菌，以及手术室内的空气质量控制。护士的努力可以降低患者感染的风险，提高手术的成功率和患者的安全性。在术后感染的预防中，护士的作用至关重要，他们的专业知识和无菌操作技能对患者的康复和生命健康具有重要意义。

（二）术后伤口护理

术后伤口护理是手术患者康复过程中至关重要的一部分，旨在预防手术切口感染和促进伤口愈合。护士在这方面扮演着重要的角色，需要进行定期的伤口评估和护理，确保伤口保持清洁、无菌和适当的湿度，以最大限度地减少感染的风险。护士需要定期检查手术切口或伤口，观察是否有异常的迹象。这些迹象包括红肿、渗液、疼痛、发热、肿胀、异味等。如果发现任何异常，护士应及时报告医生，以便采取适当的治疗措施。及早发现并处理伤口问题可以避免感染的扩散和严重并发症的发生。正确的伤口清洁是预防感染的重要步骤之一。护士应使用无菌生理盐水或医生指定的洗液轻柔地清洁伤口。清洁时要注意不要用力擦拭伤口，以免引起疼痛或损伤组织。清洁后，应轻轻拍干伤口周围的皮肤，确保伤口和周围的皮肤保持干燥。

敷料的选择和更换也非常重要。医生通常会指导护士选择适当的敷料类型，如无菌敷料、胶带、膜、纱布等。护士需要根据医嘱定期更换敷料，以保持伤口的干燥和清洁。如果敷料变湿或受到污染，应立即更换，以避免感染的风险。避免创伤和压力对于伤口的愈合也至关重要。护士应教育患者如何避免对伤口造成过多的压力或摩擦，特别是在移动或改变体位时。对于需要长时间卧床的患者，护士还应注意定期帮助翻身，以减少压疮的风险。保持伤口干燥也是术后伤口护理的原则之一。湿润环境有助于伤口愈合，但过度湿润可能导致皮肤软化和细菌滋生。因此，护士需要确保伤口周围的皮肤保持干燥，避免过多的湿润或渗液。术后伤口护理对于预防手术切口感染和促进伤口愈合至关重要。护士需要密切监测伤口的状态，采取适当的护理措施，并及时报告医生任何异常。通过正确的伤口护理，可以帮助患者尽早康复，减少并发症的风险。

（三）抗生素使用

抗生素的正确使用在外科护理中是至关重要的，特别是在预防术后感染方面。护士在这一过程中扮演着关键的角色，他们需要确保抗生素的选择、剂量、时机和持续时间的合理性，同时监测患者的治疗反应和不良反应。护士需要与医生密切协作和沟通，以确保合适的抗生素治疗方案得以制订。这通常涉及考虑患者的病情、手术类型和感染风险等因素。正确选择抗生素对于预防感染至关重要，因为不同类型的感染需要不同种类的抗生素，而且一些细菌可能对某些抗生素产生耐药性。

护士需要关注抗生素的剂量和给药时机。确保患者接受足够的药物剂量对于抗生素的有效性至关重要。如果剂量太低或给药不及时，可能无法达到预期的预防感染效果。护士需要协助医生计算和调整剂量，确保它们符合患者的具体需求。护士需要密切监测患者的抗生素治疗反应。这包括观察患者是否出现感染迹象、体温升高、白细胞计数变化等。如果患者在抗生素治疗期间出现任何异常情况，护士需要及时报告给医生，以便进行进一步的评估和干预。

护士还需要监测患者是否出现抗生素的不良反应。抗生素可能导致一系列不适应症状，如过敏反应、恶心、呕吐、腹泻等。护士需要询问患者是否有这些症状，并及时采取措施，如更换抗生素或提供相应的支持治疗。护士在预防性抗生素治疗中起着至关重要的作用。他们需要确保抗生素的正确选择、剂量、时机和持续时间，同时密切监测患者的治疗反应和不良反应。这有助于预防术后感染，提高患者的手术安全性和康复成功率。因此，护士在外科护理中对于抗生素的管理至关重要，它是保护患者健康的一项重要措施。

第三节　外科护理中的急救措施

一、急救措施的基本原则和方法

（一）急救的目标

急救是一项至关重要的生命救援活动，其主要目标是保护生命、预防进一步伤害和提供紧急治疗。这 3 个目标是急救的核心原则，它们在任何急救情况下都具有最高的优先级和重要性。首要目标是保护生命。在急救过程中，最重要的任务是确保受伤或生病的个体的生命得到保障。这意味着抢救人员必须迅速评估伤者的状况，判断是否有生命危险，并采取适当的措施来稳定伤者的生命体征。这可能包括进行心肺复苏，维持呼吸和心跳，或者控制严重的出血。保护生命是急救的首要任务，因为如果生命垂危的状况没有得到及时处理，其他治疗措施将毫无意义。

急救的目标之一是预防进一步伤害。一旦伤者的生命得到保障，急救人员必须采取措施来避免伤者的状况恶化或导致额外的损伤。这可以通过固定骨折部位、稳定颈椎、保护头部、控制出血或将伤者从危险的环境中转移出来来实现。预防进一步伤害是急救的重要组成部分，因为它有助于维持伤者的稳定状态，并为后续医疗处理创造了更好的机会。急救的目标之一是提供紧急治疗。一旦伤者的生命得到保障并且进一步伤害得到预防，急救人员应该提供适当的医疗治疗。这可能包括给予急救药物、应用救护技术、协助呼吸、控制疼痛或处理其他紧急病情。提供紧急治疗有助于缓解症状、减轻痛苦，并在前往医院或等待医疗专业人员的到来时提供支持。

急救的优先级非常重要，因为在急救情况下时间通常非常关键。快速而有效的行动可以挽救生命、减轻损伤并提供更好的治疗结果。因此，急救人员必须始终牢记保护生命、预防进一步伤害和提供紧急治疗这 3 个主要目标，并根据具体情况采取适当的行动。急救不仅需要专业知识和技能，还需要冷静和迅速的反应，以确保伤者获得最佳的护理和支持。急救是每个人都应该学会的生活技能，因为它可以在紧急情况下拯救生命，减轻痛苦，并提供帮助和希望。

（二）急救流程

在处理急救情况时，迅速而有效地提供护理至关重要。为了确保成功的急救，必须遵循一系列基本流程。要能够识别急救情况。这可能包括观察到突发的身体症状，如呼吸急促、突然昏倒或严重的伤口出血。在面对这些情况时，不要犹豫，立即采取行动。紧接着，呼叫急救团队是至关重要的一步。拨打紧急电话号码，如911（或国际上的等效号码），并提供详细的信息，包括发生的情况、受伤或生病的人数以及您的位置。要保持冷静，清晰地向调度员描述情况，以便他们能够派遣合适的急救人员到达现场。

在等待急救团队到来之前，进行初步评估是关键。这涉及检查患者的意识状况。轻轻摇动患者并询问他们是否能够听到您的声音。如果患者无反应，需要检查他们的呼吸。倾听呼吸声，观察胸部的上下运动。如果患者没有呼吸，立即开始心肺复苏（CPR）；如果患者有呼吸但没有意识，将他们放在仰卧位上，确保保持呼吸道畅通。如果患者有外伤，如骨折或出血，尽量不移动他们，以免加重伤势。但如果患者的生命受到威胁，例如有火灾或危险的环境，需要小心地将他们移到安全地点。

如果患者有严重的出血，要迅速采取紧急措施。使用干净的布或纱布来包扎伤口，用力压迫来止血。如果血液持续流出，可以增加包扎的压力。不过要确保不会对伤口造成更多损伤。急救的基本流程是识别急救情况、呼叫急救团队、进行初步评估和采取紧急措施。遵循这一流程是为了确保在紧急情况下提供迅速而有效的护理，以最大限度地提高患者的生存机会和康复前景。记住，冷静和迅速的反应是关键，因为每一秒都可能对患者的生命和健康产生重大影响。

（三）基本急救技能

在外科护理中，掌握基本急救技能对于应对紧急情况和确保患者的安全至关重要。医疗专业人员和护理团队的培训和技能在这方面发挥了关键作用，下面将对一些基本急救技能进行探讨，以强调其重要性。心肺复苏（CPR）是一项至关重要的急救技能，用于挽救心脏骤停或呼吸停止的患者。CPR 包括胸外按压和人工呼吸，旨在维持血液循环和氧气供应。医疗专业人员和护理团队需要接受定期的 CPR 培训，以确保他们能够迅速而有效地应对这种紧急情况。这个技能的正确应用可以挽救生命，减少术后并发症的风险。止血技巧对于外科手术过程中的出血控制至关重要。医疗专业人员和护理团队需要学会使用各种止血方法，包括手术缝合、止血剂和电凝等。正确的止血技巧可以防止过多的失血，降低术后感染和其他并发症的风险。

气道管理是另一个基本急救技能，用于维护患者的呼吸通畅。这包括使用吸引器来清除气道中的分泌物，确保气道通畅，以及在需要时进行气管插管或气管切开。在术后监护室或手术室中，护士需要密切监测患者的呼吸状况，并采取必要的措施来保持气道的通畅。疼痛控制是外科护理中的关键要素。护士需要了解各种疼痛管理方法，包括药物治疗、物理疗法和心理支持等。他们需要根据患者的疼痛程度和症状来制订个性化的疼痛管理计划，并监测患者的疼痛反应，以及药物的副作用。医疗专业人员和护理团队的培训和技能在外科护理中至关重要，特别是在紧急情况下。心肺复苏、止血、气道管理和疼痛控制等基本急救技能不仅可以挽救生命，还可以提高患者的术后康复成功率。因此，不断更新和强化这些技能对于提供高质量的外科护理至关重要。医疗专业人员和护理团队应定期接受培训和持续教育，以保持他们的急救技能水平，并提供最佳的护理服务。

二、外科护理中常见的急救情况和具体应对策略

（一）外科出血

外科护理中，出血情况是常见但也可能危及生命的并发症之一。出血可以由多种原因引起，包括手术切口未能完全闭合、血管意外破裂、凝血功能异常等。在处理出血情况时，护士需要迅速采取措施，包括止血、评估输血需求和进行持续监测。止血方法是处理出血的关键。止血的方法取决于出血的原因和严重程度。

1. 直接压迫

对于轻度出血或小切口，护士可以直接用干净的纱布或手指轻压伤口，帮助止血。这有助于促进凝血并减少出血。

2. 包扎

使用压缩绷带或绷带将伤口包扎，以增加压力并减少出血。包扎需要谨慎，以免过紧或过松。

3. 凝血剂

对于较严重的出血，护士可以使用凝血剂，如凝血海绵或止血粉，来帮助止血。这些物质可以促进凝血并形成血块，阻止出血。

4. 外科手术

在某些情况下，外科手术可能是处理严重出血的唯一途径。外科团队可能需要重新缝合受损的血管或组织，以止血。

护士需要评估患者的输血需求。这包括测量患者的血压、心率和血红蛋白水平等生命体征，并监测出血量。根据患者的临床状况和实验室检查结果，护士可以判断是否需要输血。输血通常是在患者失血严重、血压下降或血红蛋白水平低的情况下考虑的。对于输血需求的评估，护士需要密切合作并与医疗团队协商。决定是否进行输血以及输血的类型（全血、红细胞浓缩物、血浆等）通常是由医生根据患者的具体情况和诊断结果来制订的。护士需要确保输血的过程安全，包括验证患者的身份、检查血液单位的标签、监测输血速度和患者的反应，以及记录输血过程的细节。

持续监测是处理出血情况的关键步骤。护士需要密切监测患者的生命体征，包括血压、心率、呼吸频率、氧饱和度等。这有助于确定止血措施的有效性以及患者的稳定情况。护士还应观察伤口或手术切口的情况，以确保止血效果良好，并注意任何新的出血迹象。外科护理中出血情况的处理涉及止血方法的选择、评估输血需求和持续监测。护士在处理出血时必须迅速采取措施，以确保患者的生命得到保护，并预防进一步伤害。密切合作并与医疗团队协商是处理出血情况的关键，以确保患者获得最佳的护理和治疗。出血情况可能会在外科护理中出现，但通过正确的急救和专业护理，可以降低患者的风险并提高康复的机会。

（二）心血管急救

外科患者可能会面临心血管急救情况，如心律失常或心肌梗死。这些情况可能会在手术后或术中发生，因此外科团队必须高度警惕，并迅速采取适当的措施来处理这些紧急情况。心电监测在识别心血管急救情况方面至关重要。通过监测心电图，医护人员可以及时检测到异常的心律，如心房颤动、室颤或室速等。这种监测通常通过粘在患者胸部的电极来实现，它们将心电图传输到监护仪上，医护人员可以随时观察患者的心电图。

当发现心律失常时，一项重要的急救措施是除颤。心室颤动是一种严重的心律失常，可导致心脏停搏。为了恢复正常心律，医护人员需要使用除颤器。这个设备可以发送电脉冲来重置心脏的电活动，从而使心脏恢复到正常的跳动节奏。除颤过程需要高度的专业知识和技能，因此外科团队中的医护人员必须接受培训，以应对这种情况。除了除颤，药物治疗也是处理心血管急救情况的重要一环。对于心肌梗死，例如，通常需要使用血栓溶解剂或抗凝药物来恢复血液流动并防止更多的心肌损伤。对于某些心律失常，如室性心动过速，可以使用抗心律失常药物来恢复正常的心律。这些药物必须根据患者的具体情况和监测结果来选择和调整剂量。在外科患者可能面临的心血管急救情况中，心电监测、除颤和药物治疗都是至关重要的。这些措施可以迅速识别和处理心脏问题，从而最大限度地提高患者的生存机会和康复前景。外科团队必须保持高度的警惕性，确保在发生这些急救情况时能够迅速而有效地采取行动，以保护患者的心脏健康。

（三）呼吸急救

在外科护理中，呼吸急救情况可能会突然发生，可能包括气道梗阻或呼吸窘迫等问题。医疗专业人员和护理团队需要迅速而有效地应对这些紧急情况，采取适当的措施，以确保患者的呼吸道通畅，并提供必要的呼吸支持。气道管理是处理呼吸急救情况的关键。气道梗阻是一种常见的紧急情况，可能由异物、分泌物或软组织肿胀引起。医疗专业人员和护理团队需要快速评估患者的气道状态，并采取适当的措施来清除气道梗阻。这包括使用吸引器来吸除分泌物或异物，或者进行气管切开以确保气道通畅。

氧疗是处理呼吸急救情况的重要组成部分。氧气是生命维持所必需的，特别是在外科手术后或有呼吸窘迫的患者中。医疗专业人员和护理团队需要迅速提供氧气，以提高患者的血氧水平。这可以通过鼻导管、面罩或呼吸机等设备来实现，具体的选择取决于患者的需要和情况。呼吸支持是处理呼吸急救情况的关键措施之一。在某些情况下，患者可能无法自主呼吸或需要额外的呼吸支持。这可以通过呼吸机来实现，呼吸机可以提供机械通气，维持患者的呼吸。医疗专业人员需要准确设置呼吸机参数，并密切监测患者的呼吸状态，以确保他们获得适当的呼吸支持。外科患者可能面临呼吸急救情况，如气道梗阻或呼吸窘迫。气道管理、氧疗和呼吸支持是处理这些紧急情况的关键措施。医疗专业人员和护理团队需要具备相关的培训和技能，以能够迅速应对并处理这些情况，确保患者的呼吸道通畅，维持足够的氧气供应，以及提供必要的呼吸支持。这些措施对于患者的生命安全至关重要，因此，医疗专业人员和护理团队需要定期接受培训和持续教育，以保持其在呼吸急救方面的专业知识和技能水平。

第四节　高风险患者的护理策略

一、高风险患者的特点和风险评估

（一）高风险患者的特点

高风险患者在医疗护理中占据着特殊的位置，他们通常具有一系列个体特点和潜在的健康风险因素。护士在照顾高风险患者时需要仔细了解这些特点，以制订个性化的护理策略，以确保患者的安全和康复。高风险患者的年龄通常较大。老年患者往往伴随着生理老化和免疫系统功能下降，使他们更容易受到感染和慢性疾病的影响。护士需要根据年龄特点，提供额外的关怀和监测，以确保老年患者的健康状况得到有效管理。多重慢性疾病是高风险患者的常见特点。这些慢性疾病包括糖尿病、心脏病、肺病、高血压等，这些疾病通常需要综合治疗和定期监测。护士需要了解患者的病史和当前病情，协助医疗团队管理这些疾病，确保患者的治疗计划得到有效执行。

免疫功能受损是另一个高风险患者的特点。免疫系统的受损可能是由于药物治疗、疾病本身或其他因素引起的。护士需要特别关注免疫功能受损患者的感染风险，并采取措施来预防感染的发生。这可能包括注重个人卫生、避免接触潜在感染源和接受免疫调节治疗等。营养不良和肥胖或体重不足也是高风险患者的个体特点之一。护士需要评估患者的营养状况，并制订相应的营养计划，以确保患者获得足够的营养支持。对于肥胖或体重不足的患者，护士需要提供体重管理建议和支持，以改善其整体健康状况。护士还需要了解高风险患者的社会和心理特点。这包括患者的社会支持系统、心理健康状况和应对压力的能力。护士可以通过与患者建立良好的沟通和信任关系，提供情感支持和心理健康建议，以改善患者的生活质量。高风险患者具有多种个体特点和潜在的健康风险因素，包括年龄、多重慢性疾病、免疫功能受损、营养不良、肥胖或体重不足等。护士在护理高风险患者时需要全面了解这些特点，以制订个性化的护理策略，确保患者得到适当的治疗和支持。个性化的护理可以提高高风险患者的康复率和生活质量，减少并发症的风险，是为患者提供最佳医疗护理的关键。

（二）风险评估

高风险患者的护理要求特别细致和个性化，这需要护士进行全面的风险评估。这个评估涵盖了多个方面，包括患者的生理、心理和社会风险因素。通过这种全面的评估，护士可以更好地了解患者的特定需求和潜在风险，从而制订出合适的护理计划。生理风险评估是至关重要的一步。护士需要评估患者的基础健康状况，包括慢性疾病、过去的医疗历史和当前的症状。这有助于护士确定患者是否存在任何潜在的生理风险，如心脏病、高血压、糖尿病等。护士还需要考虑手术类型和患者的生理适应能力。不同的手术可能对患者的身体有不同的负担，因此需要根据具体情况来评估患者的手术风险。

除了生理风险，心理风险也需要被纳入考虑。手术可能对患者的心理健康产生负面影响，尤其是在高风险患者中。护士需要评估患者的心理状态，包括焦虑、抑郁和恐惧等情绪因素。这些情感问题可能会影响患者对手术的应对和康复。因此，护士需要与患者建立信任关系，提供情感支持，并考虑是否需要咨询心理健康专业人员来帮助患者应对手术前后的心理压力。社会风险因素也需要被纳入风险评估中。这包括患者的社会支持系统、住房稳定性、经济状况和文化因素等。社会因素可能会影响患者的康复和治疗依从性。例如，一个没有家人或社会支持的患者可能需要额外的康复计划或安排康复设施的住宿。护士需要了解这些社会风险因素，以确保患者在术后能够获得适当的支持和护理。对高风险患者进行全面的风险评估是为了识别患者的特定需求和潜在风险。这个评估包括生理、心理和社会风险因素的考虑。通过了解这些因素，护士可以制订个性化的护理计划，以确保患者在手术和康复过程中获得最佳的护理和支持。这有助于提高患者的康复率和生存率，并提供更加全面的医疗护理。

二、高风险患者的护理策略

（一）术中监测与支持

手术过程中，护士扮演着至关重要的角色，特别是在护理高风险患者时。他们需要密切监测患者的生命体征、液体平衡、电解质水平和药物治疗效果，以确保手术过程的顺利进行、患者的安全和康复。护士需要密切监测高风险患者的生命体征。这包括测量患者的血压、心率、呼吸频率、体温和氧饱和度等指标。监测生命体征可以帮助护士及早发现任何异常，如心律失常、低氧血症或休克迹象。护士需要了解不同患者的基线生命体征，以便及时识别和处理潜在的问题。

护士需要监测患者的液体平衡。手术过程中，患者通常会接受液体输注或失血，因此液体平衡的维护至关重要。护士需要记录患者的液体输入和输出，包括输液、尿液、呕吐和失血量。这有助于确保患者不会出现脱水或过度液体负荷等问题。护士需要监测患者的电解质水平。手术过程中，患者可能会失去大量体液，导致电解质紊乱，如钠、钾、钙等。护士需要定期检查患者的电解质水平，并与医疗团队一起制订适当的补充和治疗计划，以维持电解质的平衡。护士需要密切关注患者的药物治疗效果。高风险患者可能在手术前、手术中或手术后接受多种药物治疗，包括镇静剂、抗生素、止痛药等。护士需要确保药物的给予途径、剂量和时间表得到正确遵守，并监测药物的效果和患者的不良反应。在手术过程中，护士还需要协助麻醉医师和外科医生处理任何术中并发症，如过敏反应、药物反应或麻醉问题。护士需要为高风险患者提供全面的支持。这包括提供情感支持、信息传递、疼痛管理和舒适护理。高风险患者通常面临更多的焦虑和压力，护士需要倾听他们的需求，并提供温暖和关怀，以减轻他们的不安感和痛苦。护士在手术过程中对高风险患者的护理至关重要。他们需要密切监测生命体征、液体平衡、电解质水平和药物治疗效果，以确保患者的安全和康复。护士还需要协助处理术中并发症，并提供全面的支持，以满足高风险患者的身体和心理需求。高质量的护理对于高风险患者的康复和生命安全至关重要，护士的专业知识和护理技能在这一过程中发挥着不可或缺的作用。

（二）术后特殊护理

高风险患者在术后需要特殊的护理关注和管理，以确保他们的恢复过程尽可能平稳和安全。护士在术后的角色至关重要，他们需要密切观察患者的术后情况，并采取必要的措施来监测和管理各种潜在的并发症和不适。护士需要关注术后疼痛管理。高风险患者可能会更容易感受到疼痛，并且疼痛可能会影响他们的康复。因此，护士需要评估患者的疼痛水平，并根据需要提供适当的疼痛缓解措施，如药物治疗或物理疗法。另一个重要的方面是监测恶心、呕吐和其他术后不适。某些手术可能会导致术后恶心和呕吐，这不仅会让患者感到不适，还可能导致液体和电解质不平衡。护士需要密切观察患者的恶心和呕吐症状，并采取必要的措施来减轻这些不适，如提供适当的药物治疗或调整患者的液体摄入。

护士还需要关注患者的肺部功能。术后，患者可能会出现肺部问题，如肺炎或肺栓塞的风险增加。护士需要监测患者的呼吸情况，鼓励深呼吸和咳嗽以预防肺部感染，并可能会安排物理治疗来改善肺功能。伤口护理也是术后护理的重要方面。护士需要定期检查患者的手术伤口，确保伤口愈合正常，没有感染或渗液。任何异常都应及早发现并采取适当的处理措施，以防止感染扩散。

护士还需要积极管理术后并发症的风险。这可能包括感染、深静脉血栓形成和心血管事件等。护士需要严密监测患者的生命体征，如体温、心率和呼吸频率，并观察是否出现感染的症状。对于深静脉血栓形成的风险，护士可以采取措施，如推荐患者进行肢体运动或穿戴抗血栓袜。高风险患者在术后需要特殊的护理关注和管理。护士的角色是密切观察患者的术后情况，监测各种潜在的并发症和不适，并采取适当的措施来确保患者的恢复过程尽可能平稳和安全。这需要护士具备丰富的临床知识和技能，以有效地应对各种潜在的术后问题，并提供高质量的护理。

（三）患者教育和家庭支持

高风险患者在接受外科手术时面临额外的挑战和风险，因此护士的角色至关重要。护士不仅需要提供高质量的医疗护理，还需要与高风险患者及其家庭建立有效的沟通和教育，以确保他们了解手术过程、术后护理要求和可能的并发症。高风险患者和其家庭的参与和支持对于成功的康复和治疗结果至关重要。

高风险患者通常面临更多的医疗问题和挑战。他们可能有慢性疾病、多重疾病、药物治疗或其他特殊需要，这使得手术过程更加复杂。护士需要与这些患者深入沟通，了解他们的健康状况和医疗历史，以便为他们提供个性化的护理计划。高风险患者可能需要更频繁的监测和评估，以及更紧密的医疗团队协作，护士在这方面起着关键的作用。高风险患者和其家庭需要详细了解手术过程和术后护理要求。护士可以通过与他们进行沟通和教育，提供关于手术程序、风险、术后恢复和可能的并发症的信息。这有助于患者和家庭做出明智的决策，提前准备术后护理，以及减少焦虑和不安感。护士需要使用清晰、易懂的语言，以确保患者和家庭能够理解和遵守医疗建议。

高风险患者和其家庭的参与和支持对于康复至关重要。护士可以鼓励患者和家庭积极参与康复过程，包括遵循医疗建议、进行康复锻炼、管理药物、控制疼痛等。护士可以提供支持和指导，以帮助他们克服康复过程中可能遇到的困难和挑战。护士还可以与其他医疗专业人员合作，协调患者的护理计划，确保患者得到全面的护理和支持。护士在与高风险患者和其家庭成员建立有效沟通和教育时，还需要关注患者的心理和情感需求。手术前和手术后，患者和家庭可能会感到紧张、害怕或焦虑。护士可以提供情感支持，与他们建立信任关系，回答他们的问题，并提供安慰和鼓励。护士还可以教育患者和家庭如何有效地应对情感压力，以促进更快的康复和更好的生活质量。护士在外科护理中与高风险患者和其家庭建立有效沟通和教育是至关重要的。通过与他们深入沟通，提供详细的信息，鼓励他们的参与和支持，护士可以为高风险患者提供更好的护理和更好的治疗结果。高风险患者和家庭的满意度和信任是成功的护理的重要组成部分，护士在这方面的工作至关重要。因此，护士需要不断地提高沟通和教育的技能，以更好地满足高风险患者和家庭的需求。

第八章 外科护理中的伦理与沟通

第一节 外科护理中的伦理挑战与决策

一、伦理挑战的种类和伦理决策的原则

（一）伦理挑战的分类

外科护理是医疗领域中伦理挑战较多的领域之一，护士在处理各种伦理问题时需要综合考虑患者权益、家庭需求、医学道德和法律规定。患者自决权是外科护理中常见的伦理挑战之一。患者有权自主决定接受或拒绝治疗，包括外科手术。护士必须尊重患者的意愿，并提供充分的信息，使患者能够做出知情的决策。然而，当患者无法表达自己的意愿时，如昏迷或认知功能受损，护士需要与家属或法定代理人合作，确保患者的最佳利益得到维护。终 –of–life 决策在外科护理中也是一个重要的伦理挑战。当患者面临术后并发症或无法康复时，家庭和医疗团队可能需要考虑是否继续治疗或转向舒适护理。护士需要协助家庭和医生进行这些困难的决策，同时提供支持和关怀，以确保患者在生命的最后阶段得到尊重和尊严的护理。

资源分配是外科护理中的伦理挑战之一，特别是在医疗资源有限的情况下。护士可能会面临决策，如分配手术时间、手术室和医疗设备的使用。在这种情况下，护士需要权衡不同患者的需求和优先级，并遵循医学道德原则，如公平性、公正性和非歧视性，以确保资源的合理分配。

护理拒绝是另一个外科护理中常见的伦理挑战。有些患者可能拒绝接受特定治疗或手术，即使这可能会危及他们的生命。护士需要尊重患者的拒绝意愿，但也需要提供充分的信息和教育，以确保患者能够做出知情的决策。同

时，护士需要与医生和家庭进行沟通，寻求可能的替代治疗方案，以满足患者的需求并维护其安全。了解伦理挑战的种类和潜在影响对于伦理决策的重要性不可忽视。护士在外科护理中需要在复杂的伦理情境中行动，确保患者的权益得到尊重和保护。他们必须权衡各种利益和价值观，与医疗团队和家庭密切合作，以制订合适的伦理决策，以确保最佳的患者护理和结果。伦理挑战是外科护理中不可避免的一部分，护士的专业知识和道德判断力对于应对这些挑战至关重要。

（二）伦理决策的原则

伦理决策在医疗领域中至关重要，它们指导着医疗专业人员在面对复杂情境时如何行事。伦理决策的基本原则是关键指导原则，它们确保患者的权益得到尊重并维护护理质量。尊重患者的自决权是一个核心伦理原则。这意味着患者有权自主决定关于自己的医疗护理和治疗的事项。患者应该被提供足够的信息，以便能够明智地做出决策，并有权拒绝或接受治疗。尊重自决权还包括尊重患者的隐私权，确保其个人信息和医疗记录得到保护。医疗专业人员必须积极地与患者沟通，尊重其价值观和信仰，以确保医疗决策是以患者的最佳利益为出发点的。义务与责任原则强调医疗专业人员对患者的义务和责任。这意味着医疗工作者有道德和法律义务，要提供高质量的医疗护理，不论患者的背景或疾病状况如何。医疗专业人员必须在医疗实践中积极履行他们的职责，包括及时诊断和治疗疾病，保护患者的权益，以及保守患者的隐私和机密信息。这个原则强调了医疗专业人员在提供护理时的职业道德和法律义务，确保他们在最佳利益下为患者提供服务。

公平性原则涉及平等对待患者，不论其种族、性别、宗教、性取向或社会经济地位如何。医疗护理应该公平地分配，并不应因为患者的特定特征而受到歧视。公平性原则也涵盖了公平分配医疗资源的概念，确保有限的资源在公正和合理的方式下分配给患者。医疗专业人员需要意识到可能存在的偏见和歧视，并采取措施来确保所有患者都能够平等地获得医疗护理。不伤害原则强调医疗专业人员不应该对患者造成伤害。这意味着医疗护理必须是安全的，并且不应该对患者的身体或心理健康造成不必要的伤害。医疗专业人员需要避免错误、疏忽或故意的伤害，同时在决策中考虑到患者的最佳利益，确保医疗护理不会对患者的健康造成潜在的风险。伦理决策的基本原则包括尊重患者的自决权、义务与责任、公平性和不伤害原则。这些原则为医疗专业人员提供了指导，确保患者的权益得到尊重和维护，并促进高质量的医疗护理。伦理决策的正确应用有助于建立信任、提高患者满意度，以及保护医疗专业人员的道德和法律立场。这些原则应该在医疗实践中贯彻始终，以确保患者的最佳利益和护理质量。

（三）伦理决策的过程

伦理决策在医疗领域中至关重要，它涉及在医疗实践中面临的伦理困境和道德问题的解决。伦理决策过程通常包括多个步骤和流程，需要多专业团队的协作以及患者的参与。伦理决策的过程通常始于信息收集阶段。在这个阶段，医疗团队会收集关于患者的详细信息，包括病史、临床症状、诊断结果和治疗选择。这些信息对于理解伦理问题的性质和范围至关重要。伦理决策还可能涉及患者的价值观、信仰和个人偏好，这些信息也需要在信息收集阶段获得。

伦理决策通常需要伦理委员会的参与。伦理委员会由医疗专业人员、法律专家、伦理学家和患者代表等多个领域的专家组成。伦理委员会的作用是提供伦理问题的咨询和建议，协助医疗团队解决伦理困境。医疗团队可以将伦理问题提交给伦理委员会，以获取专业的伦理建议，并确保伦理决策的合法性和公平性。伦理决策的过程需要明确的步骤和流程。这些步骤包括问题识别、问题分析、伦理原则应用、决策制订和决策执行。问题识别阶段涉及明确伦理困境的性质和背景信息。问题分析阶段涉及对伦理问题进行深入分析，包括利益相关者的识别、可能的解决方案和潜在的风险。伦理原则应用阶段涉及将伦理原则（如尊重自主权、公平正义等）应用于具体的情境。决策制订阶段涉及确定最终的伦理决策，并确保它符合法律和伦理准则。决策执行阶段涉及将伦理决策付诸实践，并确保它得到了有效的执行。多专业团队的协作对于伦理决策至关重要。伦理问题通常涉及多个领域的专业知识和技能，因此需要医疗专业人员、法律专家、伦理学家等不同领域的专家协同工作。不同专业团队的协作可以确保伦理决策是全面的、多角度的，并考虑到了各种因素。患者及其家庭的参与也是伦理决策的关键因素，因为他们的价值观和意见在决策中应得到充分尊重。

伦理决策的过程需要透明和记录。所有的决策步骤和决策依据都应该清晰地记录下来，以确保决策的合法性和透明性。这些记录可以作为日后的参考，并帮助解决潜在的争议或纠纷。伦理决策是医疗领域中不可或缺的一部分，它需要多专业团队的协作和患者的参与。通过明确的步骤和流程、伦理委员会的参与以及透明的记录，医疗团队可以有效地解决伦理问题，确保患者得到合适的医疗护理并维护其尊严和权益。

二、外科护理中的常见伦理挑战和应对策略

（一）自决权和知情同意

患者自决权和知情同意是医疗伦理中的核心原则，对于患者的尊严、权益和医疗决策至关重要。这两个概念强调了患者在医疗决策中的主动参与和权利，同时也涉及一系列伦理挑战。本文将探讨患者自决权和知情同意的重要性，以及涉及决策的伦理挑战，包括患者教育、信息共享和知情同意程序的实施。患者自决权是指患者有权决定其自身医疗护理的方向和内容。这包括选择接受或拒绝治疗、手术或其他医疗干预，以及决定医疗照顾的目标和价值观。患者自决权的重要性在于尊重患者作为自主个体的权利，允许他们在医疗决策中发挥主导作用。这有助于建立患者与医疗专业人员之间的信任关系，提高治疗的合作和满意度。

知情同意是确保患者在做出医疗决策之前充分了解其治疗选项、风险和好处的过程。这意味着患者需要接受足够的信息和教育，以便能够做出明智的决策。知情同意强调了医疗专业人员的责任，确保患者理解他们所接受的医疗护理，并且能够在知情的基础上做出决策。涉及患者自决权和知情同意的伦理挑战是复杂的。一个主要挑战是如何确保患者获得充分的教育和信息。护理团队需要与患者建立有效的沟通，使用易于理解的语言，以确保患者理解其病情、治疗选项和可能的后果。护理团队还需要考虑患者的文化背景、教育水平和认知能力，以适应不同患者的需求。

信息共享也是一个伦理挑战。医疗专业人员需要在尊重患者隐私和机密性

的前提下，与患者共享足够的医疗信息。这涉及如何平衡患者的权益和医疗专业人员的道德责任。护理团队必须确保患者了解其病情和治疗选项，同时也要尊重患者可能希望保守的隐私。知情同意程序的实施也是伦理挑战之一。这包括书面同意书的签署和证明，以记录患者的知情同意。护理团队需要确保患者自愿签署同意书，并确保没有强制压力或欺诈行为。知情同意程序还要求患者有足够的时间来考虑他们的决策，以便他们能够在没有外部压力的情况下做出决策。

患者自决权和知情同意是医疗伦理中的关键原则，对于患者的尊严、权益和医疗决策至关重要。护理团队在处理涉及这些原则的伦理挑战时需要充分考虑患者教育、信息共享和知情同意程序的实施。这有助于建立信任、提高患者满意度，并确保患者在医疗决策中能够发挥主导作用，从而实现最佳的医疗护理和治疗结果。

（二）终 -of-life 护理和决策

终 -of-life 护理和决策是医疗伦理中的复杂领域，涉及一系列重要问题和挑战。在处理这些问题时，与患者家属的沟通、共同决策和终 -of-life 护理计划的制订至关重要。不抢救决策是一个重要的伦理问题。在某些情况下，患者或其家属可能会选择不进行心肺复苏（CPR）或其他抢救措施，因为他们认为患者的生命质量已经严重受损或因患有终末期疾病而无望康复。这个决策通常需要与医疗专业人员共同讨论，以确保患者和家属充分理解决策的后果和可能的风险。同时，医疗团队需要尊重患者或家属的决策，并在必要时提供病情的透明信息和支持。终止治疗是另一个伦理挑战。当治疗不再有望改善患者的状况或生命质量时，医疗团队和家属可能会考虑终止治疗。这可能涉及停用某些药物、机械通气或其他治疗措施。这个决策需要仔细地讨论和共同决策，以确保患者的最佳利益。医疗专业人员必须提供有关终止治疗的详细信息，包括可能的疼痛和不适，以帮助患者或家属做出知情的决策。

另一个伦理挑战涉及器官捐赠的决策。器官捐赠是一种伟大的行为，可以拯救其他患者的生命。然而，家属可能会在处理亲人的器官捐赠决策时面临情感和道德上的挑战。医疗专业人员需要与家属进行敏感的沟通，以提供有关器官捐赠的信息，并尊重他们的决策。家属可能需要时间来考虑这个重要决策，因此医疗团队需要提供支持和理解。在处理终 –of–life 护理和决策时，共同决策和终 –of–life 护理计划的制订至关重要。医疗专业人员和家属需要紧密合作，以确保决策是以患者的最佳利益为出发点的。终 –of–life 护理计划应该明确患者的期望和愿望，包括疼痛管理、家庭支持、心理健康和宗教或文化需求等方面。这有助于确保患者在生命的最后阶段得到尊重和关怀，并有机会以一种和平和尊严的方式结束生命。

终 –of–life 护理和决策涉及复杂的伦理问题。与患者家属的沟通、共同决策和终 –of–life 护理计划的制订是确保患者的权益和护理质量的关键因素。医疗专业人员需要以尊重和关怀的方式处理这些伦理挑战，以确保患者在生命的最后阶段得到合适的关怀和支持。

（三）资源分配和公平性

在医疗领域，资源有限情况下的伦理挑战是一个复杂而重要的议题。医疗资源的有限性可能涉及手术排队、医疗设备分配以及费用问题等多个方面。手术排队是一个常见的伦理挑战。由于医疗资源的有限性，患者可能需要等待手术或治疗，这可能会对其健康和生活质量产生不利影响。在这种情况下，伦理决策需要平衡不同患者的需求和紧急情况。通常，医疗机构会制订一套排队标准，以便根据病情的严重性和紧急程度来确定手术的优先级。这些标准应该是公平、透明和可验证的，以确保资源的分配是公正的。医疗设备的分配也涉及伦理挑战。一些高度特殊化的医疗设备可能在某些地区或机构中有限供应，这可能导致争夺这些设备的情况。伦理决策需要考虑到患者的需求和设备的可获得性。一种常见的方法是使用"最大效益原则"，即设备应该分配给能够获得最大医疗效益的患者。但这也需要考虑到其他因素，如年龄、共患病情况和生命质量等。决策需要基于公平、透明和可追踪的标准，以确保设备的分配是公正的。

另一个伦理挑战涉及医疗费用问题。在一些情况下，患者可能需要支付高昂的医疗费用，这可能对其经济状况和医疗护理的可获得性产生重大影响。伦理决策需要考虑到医疗费用对患者和家庭的负担，并寻求平衡患者的经济利益和医疗需求。医疗领域中资源有限情况下的伦理挑战需要仔细平衡患者的需求、紧急情况和可获得性。伦理决策需要制订公平、透明和可追踪的政策，以最大限度地满足患者的需求，同时也要考虑到患者的经济利益和生命质量。在这一过程中，多专业团队的协作和患者的参与都是至关重要的，以确保伦理决策的合法性和公正性。

第二节　医患沟通与家属支持

一、医患沟通

（一）患者与护士的有效沟通

在外科护理中，护士与患者之间的有效沟通是提供高质量护理的关键要素。这种沟通不仅有助于建立患者与护士之间的信任和合作，还可以改善治疗结果并提高患者的满意度。倾听患者的需求、关注和担忧是建立有效沟通的基础。护士应该积极倾听患者的言辞和非言辞信息，以了解他们的感受和期望。这包括对患者的情感和身体状况进行敏感的观察，并与他们建立亲近的联系，以传达关心和尊重。通过倾听，护士可以更好地满足患者的需求，提供个性化的护理，并减轻患者的焦虑和不安感。提供清晰和明了的信息对于有效沟通至关重要。护士需要使用清晰、简单的语言，避免使用医学术语，以确保患者能够理解所提供的信息。解释医疗程序和治疗计划应该尽可能详细，包括步骤、风险、好处和预期效果。护士应该鼓励患者提出问题，以确保他们对治疗过程有充分的了解。建立开放的沟通渠道是实现有效沟通的关键。护士应该随时为患者提供机会，让他们分享他们的担忧、问题或需求。这可以通过定期的会谈、问诊、电话或电子邮件等方式来实现。护士还应该积极回应患者的反馈，以确保他们的声音被听到，并根据需要进行调整。在外科护理中，团队协作也是有效沟通的一部分。护士需要与其他医疗专业人员，如外科医生、麻醉师、康复师等建立良好的合作关系。共享信息、协调护理计划和共同解决问题是团队协作的重要组成部分，可以确保患者得到全面的护理。文化敏感性和尊重患者的差异性也是有效沟通的一部分。护士需要了解不同文化和背景下患者的价值观、信仰和传统，以确保沟通和护理尊重患者的个人和文化特点。文化敏感性有助于建立文化敏感的护理环境，提高患者的满意度和治疗合作度。外科护理中的有效沟通对于提供高质量的护理至关重要。护士需要倾听患者的需求、关注和担忧，提供清晰和明了的信息，建立开放的沟通渠道，与其他医疗专业人员合作，并尊重患者的文化差异。通过这种有效沟通，护士可以建立信任，减轻患者的焦虑，提高治疗合作度，从而实现最佳的医疗护理和治疗结果。

（二）非言语沟通

除了言语沟通，护士在与患者互动时还需要特别注意非言语沟通。这些非言语信号包括面部表情、眼神接触、姿势和手势等，它们在医疗护理中扮演着非常重要的角色。这些非言语信号不仅可以传达情感、同情和关心，还有助于建立更紧密的医患关系。

面部表情是一种强大的非言语沟通工具。护士的面部表情可以传达出他们的情感和关心，让患者感受到被尊重和理解。例如，微笑是一种友好和鼓励的面部表情，可以让患者感到舒适和欢迎。面部表情也可以反映出护士的关切和担忧，这有助于患者感到被关心和重视。通过适当的面部表情，护士可以传达出他们的同情和支持，有助于建立亲近的关系。眼神接触也是一种非常重要的非言语沟通方式。当护士与患者进行眼神接触时，他们表明自己在倾听和理解患者的话语。眼神接触可以传达出尊重和关注，让患者感到被认真对待。同时，眼神接触还可以帮助护士观察患者的情感和反应，以更好地满足他们的需求。在医疗护理中，建立良好的眼神接触是建立信任和有效沟通的重要一步。

姿势和手势也可以传达出护士的情感和意图。护士的姿势应该表现出专业和关心，以确保患者感到舒适和安全。例如，坐在患者床边或患者的眼睛水平高度，而不是站在远处，可以传达出护士的亲近和关注。适当的手势，如轻轻拍患者的肩膀或握住他们的手，可以传达出支持和同情，有助于建立亲近的医患关系。非言语沟通在医疗护理中具有重要意义。护士需要通过面部表情、眼神接触、姿势和手势等方式传达情感、同情和关心，以建立更紧密的医患关系。这种关系有助于患者感到被尊重和支持，同时也有助于提高护理质量和满意度。因此，在医疗护理中，非言语沟通不容忽视，它与言语沟通一样重要，共同构建了有效的护理环境。

（三）文化敏感沟通

文化多样性是当今社会的一个显著特征，而在医疗领域，护士与不同文化背景的患者打交道已经成为常态。对于外科护理团队来说，了解并尊重患者的文化差异至关重要，因为这有助于建立有效的沟通、减少误解和冲突，并提供更好的护理体验。本文将探讨文化敏感沟通在外科护理中的重要性以及如何有效地应对不同文化背景的患者。文化敏感沟通是为了建立信任和尊重。患者通常会更愿意与能够理解其文化和价值观的护士交流。这需要护士主动了解患者的文化背景，包括宗教信仰、价值观、社会习惯和沟通方式。例如，在一些文化中，沟通可能更加间接和尊重，而在其他文化中，直接而坦率的沟通方式可能更受欢迎。通过了解这些文化差异，护士可以避免在沟通中引发误解或不适。文化敏感沟通有助于提供个性化的护理。不同文化背景的患者可能会对疾病、治疗和康复有不同的看法和期望。护士可以通过询问患者关于其文化对健康的理解以及对治疗计划的期望，来确保护理计划是个性化的，并且考虑到了文化因素。例如，在一些文化中，自然疗法和传统草药可能会被视为有效的治疗方式，因此护士需要了解并尊重患者的选择。

文化敏感沟通有助于解决患者的宗教和道德关切。不同宗教信仰可能会对医疗决策产生重大影响，例如在手术或治疗择期方面。护士需要尊重患者的宗教信仰，并与患者和他们的家人一起讨论可能的决策，以找到平衡文化、宗教和医疗治疗之间的关系。这也包括尊重患者的道德和伦理价值观，确保医疗决策不违背他们的信仰和价值观。文化敏感沟通有助于减少冲突和医疗差错。误解和文化冲突可能会导致医疗差错，这可能对患者的健康产生严重后果。护士需要培养文化敏感的技能，以降低这种风险。这包括倾听和问询，以确保护理过程中没有遗漏或错误，同时也确保患者在医疗护理中感到尊重和被关怀。文化敏感沟通在外科护理中起着至关重要的作用。它有助于建立信任和尊重，提供个性化的护理，解决宗教和道德关切，减少冲突和医疗差错。护士需要不断提高自己的文化敏感度，以确保为不同文化背景的患者提供最佳的护理体验。通过文化敏感沟通，护士可以更好地满足患者的需求，提高护理质量，同时也促进了跨文化医疗团队的协作。

二、家属支持

（一）家属的情感支持

在外科护理领域，家属的存在不可或缺，因为他们扮演着至关重要的角色。家属通常是患者的主要支持者和照顾者，他们的参与对患者的康复和治疗过程至关重要。护士在与家属互动时，需要建立良好的沟通，提供情感支持，倾听他们的关切和需求，鼓励他们积极参与患者的护理过程。护士需要通过有效的沟通与家属建立起信任和共鸣。这可以通过倾听和理解家属的意见和感受来实现。护士应该尊重家属的观点，不轻视他们的意见，因为他们通常是最了解患者的人之一。通过与家属建立亲近的联系，护士可以更好地了解患者的家庭背景和价值观，从而更好地满足他们的需求。情感支持在外科护理中扮演着至关重要的角色。手术过程对患者和家属来说可能是非常紧张和焦虑的时刻。护士应该表现出理解和同情，以帮助家属减轻他们的焦虑和不安。通过提供鼓励和安慰，护士可以帮助家属保持情绪稳定，从而有助于患者的康复。护士还应该积极倾听家属的关切和需求。家属可能会有各种问题和疑虑，关于手术过程、康复计划、药物管理等方面。护士应该耐心地回答这些问题，并提供清晰的信息，以帮助家属更好地理解患者的状况和治疗计划。通过回应家属的需求，护士可以增强他们对患者护理过程的信心和参与度。护士应该鼓励家属积极参与患者的护理过程。家属可以在很多方面发挥作用，例如帮助患者康复的饮食管理、康复运动、药物管理等。护士可以为家属提供相关的培训和指导，以确保他们能够有效地协助患者的康复。通过鼓励家属积极参与，护士可以增加患者的护理质量和康复速度。在外科护理中，家属扮演着不可或缺的角色。护士需要与家属建立良好的沟通，提供情感支持，倾听他们的关切和需求，鼓励他们积极参与患者的护理过程。通过这种协作和合作，可以提高患者的治疗结果，减轻家属的焦虑，构建一个更加关爱和支持的医疗环境。

（二）家属的信息提供

在外科护理中，护士与患者之间的有效沟通是提供高质量护理的关键要素。这种沟通不仅有助于建立患者与护士之间的信任和合作，还可以改善治疗结果并提高患者的满意度。倾听患者的需求、关注和担忧是建立有效沟通的基础。护士应该积极倾听患者的言辞和非言辞信息，以了解他们的感受和期望。这包括对患者的情感和身体状况进行敏感的观察，并与他们建立亲近的联系，以传达关心和尊重。通过倾听，护士可以更好地满足患者的需求，提供个性化的护理，并减轻患者的焦虑和不安感。提供清晰和明了的信息对于有效沟通至关重要。护士需要使用清晰、简单的语言，避免使用医学术语或术语，以确保患者能够理解所提供的信息。解释医疗程序和治疗计划应该尽可能详细，包括步骤、风险、好处和预期效果。护士应该鼓励患者提出问题，以确保他们对治疗过程有充分的了解。建立开放的沟通渠道是实现有效沟通的关键。护士应该随时为患者提供机会，让他们分享他们的担忧、问题或需求。这可以通过定期的会谈、问诊、电话或电子邮件等方式来实现。护士还应该积极回应患者的反馈，以确保他们的声音被听到，并根据需要进行调整。

在外科护理中，团队协作也是有效沟通的一部分。护士需要与其他医疗专业人员，如外科医生、麻醉师、康复师等建立良好的合作关系。共享信息、协调护理计划和共同解决问题是团队协作的重要组成部分，可以确保患者得到全面的护理。文化敏感性和尊重患者的差异性也是有效沟通的一部分。护士需要了解不同文化和背景下患者的价值观、信仰和传统，以确保沟通和护理尊重患者的个人和文化特点。文化敏感性有助于建立文化敏感的护理环境，提高患者的满意度和治疗合作度。外科护理中的有效沟通对于提供高质量的护理至关重要。护士需要倾听患者的需求、关注和担忧，提供清晰和明了的信息，建立开放的沟通渠道，与其他医疗专业人员合作，并尊重患者的文化差异。通过这种有效沟通，护士可以建立信任，减轻患者的焦虑，提高治疗合作度，从而实现最佳的医疗护理和治疗结果。

（三）家庭会议和教育

复杂的疾病和手术常常需要深入的协调和照顾，护士在这个过程中扮演着至关重要的角色。他们通过组织家庭会议，与患者和家属一起讨论治疗选项、预期结果和术后护理计划来提供重要的支持和信息。这种交流不仅有助于提高患者和家属的了解，还能够减轻他们的焦虑和不安。

在家庭会议中，护士不仅仅是一个信息的传递者，更是一个引导者和解释者。他们首先会详细了解患者的病情和治疗选项，然后将这些信息以易于理解的方式传达给患者和家属。这种沟通可以帮助家庭成员更好地理解疾病的性质，以及各种治疗选择的优缺点。这种透明和开放的交流有助于患者和家属更好地参与决策，从而在治疗过程中感到更有掌控力。除了讨论治疗选项，护士还会与家庭成员一起探讨预期的治疗结果。他们会解释可能的治疗效果，包括治疗的成功率以及可能出现的并发症。这种信息的共享可以帮助家庭成员更好地准备心理，面对治疗过程中的不确定性。护士还会与家庭成员一起讨论术后护理计划，包括康复过程和日常生活中需要的支持。这有助于家庭成员为患者的康复提供合适的支持和关怀。

护士还在家庭会议中提供关于疾病管理、药物管理和康复的教育。他们会解释疾病的自然历程，以及患者需要采取的措施来管理疾病。护士还会详细说明患者需要服用的药物，包括剂量、时间和可能的副作用。这种教育可以帮助家庭成员更好地理解患者的治疗计划，并确保他们能够正确地执行。护士在家庭会议中不仅仅提供信息，还鼓励家庭成员参与护理过程。他们可以教授家庭成员一些基本的护理技巧，以便在患者康复期间提供额外的支持。这种教育和参与可以增强家庭成员的护理能力，让他们感到更有信心面对患者的需要。护士在复杂疾病和手术的管理中扮演着不可或缺的角色。通过组织家庭会议，提供信息和教育，以及鼓励家庭成员参与护理过程，他们可以为患者和家属提供关键的支持，帮助他们更好地理解和管理疾病，同时提高康复的成功率。护士的工作不仅仅是提供医疗护理，更是建立信任和支持的纽带，让患者和家庭成员在面对复杂疾病和手术时感到更加安心和自信。

第三节　文化敏感性与多元文化护理

一、外科手术文化敏感性的概念和原则

（一）文化敏感性的定义

文化敏感性是一种对不同文化背景、信仰和价值观的尊重和理解的概念。它强调了在医疗护理领域中，尤其是在外科护理中，考虑患者的文化差异以提供个性化和贴切的护理的重要性。文化敏感性不仅仅是一种表面的尊重，而是一种深层次的理解，涵盖了患者所属文化的历史、传统、信仰体系和社会习惯。在外科护理中，文化敏感性是确保患者获得最佳护理的关键因素之一。文化敏感性在外科护理中的重要性体现在对患者的文化背景的尊重上。患者来自不同的文化背景，他们可能有不同的习惯、信仰和价值观。护士需要尊重这些差异，而不是将他们视为障碍。这包括尊重患者的宗教习惯，食物偏好和沟通方式。例如，对于某些宗教，特定的饮食规定可能需要被遵循，而护士应该尊重并满足这些需求，以确保患者在手术前后得到适当的护理。

文化敏感性还涉及理解患者的信仰和价值观。不同文化背景的患者可能会对治疗方法、手术程序和药物治疗有不同的看法。护士需要倾听患者的意见，与他们建立共鸣，并在可能的情况下调整护理计划以满足他们的需求。这种理解还有助于预测患者可能的情感反应和情绪状态，从而更好地提供情感支持。文化敏感性也涵盖了对患者的家庭结构和社会支持系统的理解。在某些文化中，家庭在决策过程中扮演着重要的角色，而不仅仅是患者本人。护士需要了解这些动态，与患者及其家人建立良好的沟通和合作关系。这有助于确保患者在术后康复过程中得到必要的支持和关心。文化敏感性对于提供个性化和贴切的护理至关重要。考虑到患者的文化背景，护士可以定制护理计划，以满足他们的特定需求。这不仅可以提高治疗的有效性，还可以增加患者的满意度和忠诚度。通过尊重和理解患者的文化差异，护士可以建立信任，使患者更有可能

积极参与护理过程，从而加速康复过程。

文化敏感性在外科护理中扮演着不可或缺的角色。它强调了对不同文化背景、信仰和价值观的尊重和理解的重要性。通过尊重文化差异，理解患者的信仰和价值观，以及与患者及其家人建立合作关系，护士可以提供个性化和贴切的护理，从而改善患者的治疗结果和体验。文化敏感性不仅是一种道德义务，也是提供高质量医疗护理的关键要素。

（二）跨文化沟通

在医疗领域，跨文化沟通是至关重要的，因为患者来自不同的文化背景，拥有不同的价值观、信仰和习惯。为了提供高质量的护理，护士需要遵循一些重要的原则，以确保有效的跨文化沟通。这些原则包括尊重、耐心、倾听和提问，它们对于建立信任和确保患者理解至关重要。尊重是跨文化沟通的核心原则之一。护士需要尊重患者的文化差异，包括宗教信仰、习惯和价值观。这意味着不要对患者的文化观念进行贬低或歧视，而是要接受和尊重这些差异。尊重还包括尊重患者的个人空间和隐私，以及尊重他们的决策权。通过尊重，护士可以建立良好的关系，让患者感到被重视和尊重。耐心是跨文化沟通的关键。护士需要理解，跨文化沟通可能会涉及语言障碍、不同的沟通风格和时间观念。因此，护士需要保持耐心，不急躁或着急，以确保患者有足够的时间来表达他们的想法和感受。耐心还包括等待患者回答问题或做出决策的时间，不要过早地插话或干预。

倾听是跨文化沟通的重要组成部分。护士需要积极倾听患者的言辞和非言辞信息。这包括关注患者的语言、肢体语言、面部表情和声音调。倾听有助于护士更好地理解患者的感受和需求，并能够更好地满足这些需求。倾听还包括给予患者足够的时间来表达他们的观点和问题，而不是打断或急于提供解决方案。提问是有效跨文化沟通的关键。护士应该提出开放性的问题，以鼓励患者分享他们的想法和感受。开放性的问题通常以"什么""为什么""如何"等开头，可以引导患者详细地描述他们的症状、担忧或需求。护士还应该提供机会让患者提出问题，以确保他们理解医疗信息和治疗计划。

在跨文化沟通中，这些原则对于建立信任和确保患者理解非常重要。当患者感到他们的文化和价值观受到尊重，他们更有可能与医疗团队建立积极的关系，并积极参与治疗决策。通过耐心倾听和提问，护士可以更好地了解患者的需求，为他们提供个性化的护理，从而提高护理质量和患者满意度。跨文化沟通在医疗领域中具有重要意义。尊重、耐心、倾听和提问是实现有效跨文化沟通的关键原则，有助于建立信任和确保患者理解。通过遵循这些原则，护士可以提供更加文化敏感和个性化的护理，提高患者的满意度和治疗合作度，从而改善医疗护理的质量。

（三）文化信仰和实践

在医疗护理领域，理解和尊重患者的文化信仰和实践是至关重要的。不同文化背景下的宗教信仰、食物习惯和家庭结构等文化因素对护理产生深远的影响，而护士需要积极主动地应对这些因素，以提供更加恰当的护理。宗教信仰是文化的一个重要组成部分，对患者的护理产生深远的影响。不同宗教有不同的信仰和仪式，护士需要了解并尊重这些信仰，以确保提供适当的关怀。例如，对于基督教患者，可能需要安排祈祷时间或提供圣经阅读。对于伊斯兰教患者，需要尊重他们的日常礼拜时间和饮食习惯，如斋戒期间的禁食。这种对宗教信仰的尊重不仅能够满足患者的精神需求，还可以加强患者与护士之间的信任关系。食物习惯在不同文化中也各不相同，对护理产生着重要的影响。护士需要了解患者的饮食禁忌和偏好，以确保提供合适的膳食。例如，印度教患者通常不食用牛肉，而穆斯林患者要求食品必须是清真的。护士可以与营养师合作，为患者提供符合他们文化背景的饮食建议，以确保他们在治疗过程中能够获得足够的营养。护士还应该尊重患者的饮食仪式和食物准备方式，以确保他们在医院中也能够保持文化上的一致性。

另一个重要的文化因素是家庭结构。不同文化背景下，家庭结构和家庭角色分配可能会有显著差异。护士需要了解患者的家庭结构，以便在提供护理时考虑到家庭的支持和参与。有些文化中，家庭成员在照顾患者时扮演着重要的角色，而在其他文化中，可能更多依赖专业的医疗护理。护士应该尊重和理解这些差异，与患者和家庭成员建立合作关系，以提供最佳的护理。护士在与不同文化背景的患者互动时，需要保持开放的态度和文化敏感性。他们应该积极主动地寻求了解患者的文化信仰和实践，而不是做出假设或贬低不同文化的价值观。通过与患者建立互信和尊重的关系，护士可以更好地满足他们的需求，提供恰当的护理，并为患者的康复做出积极贡献。文化因素对护理产生着深远的影响。宗教信仰、食物习惯和家庭结构等文化因素都需要被认真对待和尊重，以确保患者能够获得适当的护理。护士需要积极主动地了解患者的文化背景，建立文化敏感的护理关系，以提供恰当的关怀和支持。这种文化敏感性不仅有助于提高患者的满意度，还能够提高治疗的效果，使医疗护理更加全面和人性化。

二、多元文化护理的实际应用和策略

（一）文化教育和培训

为护理专业人员提供文化教育和培训是提高文化敏感性的关键步骤。这种培训的重要性在于帮助护理专业人员更好地理解、尊重和适应不同文化背景的患者，以提供更有效的护理和提高患者的满意度。培训内容包括跨文化沟通、文化评估和文化敏感性的技巧，这些方面都是提高文化敏感性所必需的。跨文化沟通是文化教育和培训的核心组成部分。护理专业人员需要学习如何有效地与不同文化背景的患者交流，以确保信息的准确传达和理解。这包括学习不同文化中的非言语沟通方式，如肢体语言、面部表情和姿势。培训还应涵盖语言障碍和如何克服语言障碍的技巧，以确保患者能够理解医疗信息和表达他们自己的需求和担忧。通过跨文化沟通的培训，护理专业人员可以建立更好的信任关系，提供更个性化的护理。

文化评估是另一个重要的培训领域。文化评估是指识别和理解患者文化背景对其健康和护理需求的影响。护理专业人员需要学习如何进行文化评估，以了解患者的宗教信仰、价值观、家庭结构和社会支持系统等方面的信息。这些信息可以帮助护理专业人员制订个性化的护理计划，考虑到患者的文化差异和需求。文化评估还有助于预测患者可能的情感反应和情绪状态，从而更好地提供情感支持。培训应该涵盖文化敏感性的技巧和策略。这包括学习如何避免文化偏见和刻板印象，如何处理文化冲突，以及如何在护理实践中积极尊重患者的文化差异。护理专业人员需要学会灵活地适应不同的文化背景，同时保持专业和尊重。培训还可以包括案例研究和模拟情景，以帮助护理专业人员在实际工作中应用他们所学到的文化敏感性技巧。

为护理专业人员提供文化教育和培训是至关重要的，因为它有助于提高文化敏感性，从而改善患者的护理体验和治疗结果。培训内容应包括跨文化沟通、文化评估和文化敏感性的技巧，以确保护理专业人员能够在不同文化背景的患者中提供个性化和贴切的护理。这种培训不仅有助于满足患者的需求，还有助于建立信任和良好的患者－护理专业人员关系，从而提高医疗保健体系的质量和效果。

（二）文化评估和个性化护理计划

文化评估工具在医疗护理中的使用对于了解患者的文化需求、信仰和价值观至关重要。通过有效的文化评估，护士可以更好地理解患者的文化因素，从而制订个性化的护理计划，满足患者的需求，提高医疗护理的质量和效果。文化评估工具是用来帮助护士收集和分析患者文化信息的工具，通常包括一系列问题和观察指南。文化评估工具有助于识别患者的文化需求和信仰。这些工具通常包括有关患者族裔、语言、宗教信仰、风俗习惯、社会支持体系和医疗信仰的问题。通过收集这些信息，护士可以了解患者的文化背景和信仰，以及与其相关的特定需求和偏好。例如，某些患者可能需要特殊的宗教仪式或食物，而其他患者可能对特定的文化传统有强烈的依赖。文化评估工具帮助护士全面了解这些方面，以便提供适合患者文化需求的护理。

文化评估工具有助于制订个性化的护理计划。一旦护士了解了患者的文化需求和信仰，他们可以根据这些信息制订护理计划，以确保患者得到最佳的医疗护理。例如，如果患者需要特殊的食物或宗教仪式，护士可以协调饮食部门或宗教领袖的帮助，以满足这些需求。护士可以根据患者的文化信仰和价值观来调整护理方法和沟通方式，以提供更加敏感和贴心的护理。

文化评估工具有助于提高医疗护理的质量和效果。通过了解患者的文化因素，护士可以避免文化冲突和误解，从而提高治疗合作度和患者满意度。个性化的护理计划可以提高治疗的效果，减少不必要的并发症和住院时间。文化敏感性的护理还有助于建立患者与医疗团队之间的信任关系，从而改善护理质量。文化评估工具强调了文化多样性的重要性。在当今多元文化的社会中，患者来自不同的文化背景，具有不同的信仰和价值观。了解并尊重这些文化因素是提供文化敏感护理的关键。通过使用文化评估工具，护士可以积极适应不同文化的需求，提供个性化的护理，同时避免文化相关的误解和冲突。文化评估工具在医疗护理中的使用对于了解患者的文化需求和信仰是至关重要的。这些工具帮助护士收集和分析患者的文化信息，从而制订个性化的护理计划，提高护理质量和效果，建立信任关系，并强调文化多样性的重要性。通过积极应用文化评估工具，护士可以提供更加文化敏感的护理，满足患者的需求，从而改善医疗护理的质量和效果。

（三）多元文化团队协作

在当今多元文化社会中，医疗护理领域对多语言护理团队和跨文化协作的需求变得日益重要。这些团队在提供文化敏感性护理方面发挥着关键作用，确保患者能够获得贴心和适当的医疗服务。多元文化团队协作的重要性不可低估。多语言护理团队的存在是为了满足患者的语言需求。在多元文化社会中，许多患者的母语可能不是当地语言。这种语言差异可能导致沟通障碍，使患者无法充分理解医疗信息或表达自己的需求。多语言护理团队能够提供翻译和口译服务，确保患者和医疗团队之间的有效沟通。这种沟通的有效性对于正确的诊断和治疗至关重要，可以避免误解和错误的医疗决策。

跨文化协作在多元文化护理中扮演着至关重要的角色。护理团队可能由来自不同文化背景的成员组成，他们需要共同合作，以提供最佳的护理。跨文化协作不仅仅是语言沟通的问题，还涉及理解不同文化的信仰、价值观和行为习惯。护理团队需要尊重并适应患者的文化差异，以提供文化敏感性护理。这可以包括尊重宗教习惯、饮食需求和家庭结构，以满足患者的需求并提供适当的关怀。另一个重要的方面是多元文化团队协作有助于建立信任和共鸣。患者通常更愿意与能够理解他们文化背景和信仰的医疗团队合作。当患者感到自己的文化和价值观得到尊重时，他们更有可能合作并积极参与治疗过程。这种信任和共鸣可以增强患者与医疗团队之间的关系，有助于提高治疗的效果和患者的满意度。

多元文化团队协作有助于提高医疗护理的全面性。不同文化背景的护理成员带来了各自的专业知识和经验，可以共同探讨复杂病例，提供更全面的护理。例如，一个了解特定文化的护士可能会提供有关该文化习惯和信仰的有价值信息，以指导治疗决策。这种跨文化的知识交流可以帮助医疗团队更好地满足患者的需求，提供个性化的护理。多元文化团队协作在提供文化敏感性护理方面起着关键作用。多语言护理团队和跨文化协作能够帮助患者克服语言障碍，建立信任关系，提供全面的护理，并确保患者的文化信仰和实践得到尊重和考虑。在当今多元文化社会中，医疗护理团队的多元化和协作是提供高质量护理的不可或缺的组成部分。

第四节　护士与医疗团队的协作与沟通

一、协作与团队沟通

（一）多学科团队协作

在医疗环境中，护士的角色至关重要，因为他们需要与多学科团队协作，以确保患者获得全面的医疗护理，以提高治疗效果。这个多学科团队通常包括医生、外科医生、麻醉医师、药师、物理治疗师、社会工作者等专业人员。护士在这个团队中扮演着桥梁的角色，他们需要积极参与团队讨论和决策，分享关键信息，提供护理建议，协助团队制订护理计划。护士的参与对于团队的协作至关重要。护士通常是医疗团队中的常驻成员，他们与患者建立了密切的关系，并具有独特的护理专业知识。护士可以通过与其他专业人员共享他们的观察和发现，提供关于患者状况和护理需求的重要信息。这种信息交流可以帮助医生和其他专业人员更好地了解患者的情况，制订更合理的治疗计划。

护士需要积极提供护理建议。护士在日常护理中积累了丰富的经验，他们可以识别潜在的护理问题和风险，并提供建议以预防或处理这些问题。护士可以就药物管理、伤口护理、患者舒适度等方面提供宝贵的意见，以确保患者获得最佳的护理。他们的建议可以帮助团队制订个性化的护理计划，以满足患者的特定需求。护士还需要在制订护理计划和治疗决策中积极参与。他们可以与其他专业人员一起讨论治疗选项，评估风险和利弊，并就最佳的护理路径达成共识。护士的参与有助于确保患者的护理计划是全面的，综合考虑了各种因素，包括患者的生理和心理状态、家庭和社会背景以及医疗资源的可用性。

护士的角色还包括协助团队执行护理计划。他们可以监测患者的病情变化，提供急救措施，协助手术和程序，并确保治疗的实施符合标准。护士的专业技能和经验是团队的宝贵资产，有助于提高治疗效果和患者的安全性。护士在医疗环境中的积极参与和协作对于提供全面的医疗护理至关重要。他们需要与多学科团队协作，包括医生、外科医生、麻醉医师、药师、物理治疗师、社会工作者等，分享关键信息，提供护理建议，协助制订护理计划，以确保患者获得最佳的治疗效果。护士的专业知识和经验使他们成为医疗团队中不可或缺的一部分，为患者提供关键的护理和支持。

（二）团队沟通技巧

团队沟通技巧在医疗领域中的协作中起着至关重要的作用。护士作为医疗团队的一员，需要积极参与团队沟通，以确保患者得到最佳的医疗护理。倾听是团队沟通中的关键技巧。护士需要倾听其他团队成员的意见、建议和疑虑，以了解他们的观点和需求。倾听有助于建立有效的沟通渠道，增强信息流动，减少误解和沟通障碍。倾听还表明对其他团队成员的尊重和重视，有助于建立团队的凝聚力和合作。

表达观点和疑虑也是团队沟通的重要组成部分。护士应该敢于提出自己的观点、问题和建议，以分享自己的专业知识和经验。通过表达观点，护士可以为团队提供有价值的信息，有助于做出明智的决策。表达疑虑也有助于团队识别潜在的问题和风险，及时采取措施防止问题的发生。互相尊重是团队沟通的基础。团队成员应该尊重彼此的专业知识、经验和观点，不论他们的地位或角色如何。尊重有助于建立积极的工作氛围，鼓励开放的沟通和合作。当团队成员感到受到尊重和认可时，他们更有动力为团队的目标共同努力。

冲突解决是团队沟通的一部分。在医疗团队中，冲突可能会发生，因为不同的专业背景、观点和目标可能会导致分歧。然而，团队成员应该积极寻求解决冲突的方法，而不是忽视或加剧分歧。冲突解决需要开放的讨论、妥协和寻求共识的过程，以确保团队能够达成一致并继续合作。合作是团队沟通的最终目标。护士需要与其他医疗专业人员密切合作，以提供协调一致的护理。合作涉及分享信息、分配任务、协调护理计划和共同解决问题。当团队成员有效地合作时，患者受益于更高质量的医疗护理，并减少了潜在的错误和并发症。团队沟通技巧对于医疗团队的协作至关重要。倾听、表达观点、互相尊重、冲突解决和合作是有效团队沟通的关键要素。通过这些技巧，护士可以促进团队内的良好沟通，提高患者护理的质量，确保患者得到最佳的医疗护理。团队协作不仅有助于满足患者的需求，还有助于提高工作满意度和团队的凝聚力，从而实现更好的医疗护理结果。

（三）信息共享和记录

护士的责任之一是确保及时、准确的信息共享和记录。这不仅是为了满足法律和道德要求，还有助于提供高质量的医疗护理。信息共享和记录对于团队协作、患者护理和医疗决策至关重要。记录患者的医疗历史是护士的首要任务之一。这包括收集患者的病史、家庭病史、过去的治疗和手术历史等信息。这些记录提供了对患者的全面了解，帮助护士评估患者的当前健康状况，并制订适当的护理计划。医疗历史记录还对于确保患者的安全和避免不必要的医疗错误至关重要。

护士需要记录患者的治疗计划。这包括医生的医嘱、检查和治疗方案。准确记录这些信息有助于护士确保患者按照医疗计划接受治疗，并能够及时检测和纠正任何潜在的问题。治疗计划的记录也对于团队协作至关重要，因为它们允许不同的医疗专业人员了解患者的治疗进展和需求，以便协调护理。药物管理也是护士的关键任务之一，包括药物的开具、分发和监测。护士需要准确记录患者的药物信息，包括药物的名称、剂量、频率和途径。这些记录有助于确保患者按照医嘱正确服药，并可以及时识别和纠正任何药物相关的问题，如过敏反应或药物相互作用。药物管理的记录还对于监测患者的药物反应和疗效非常重要，有助于医疗团队做出必要的调整。

护士需要记录护理措施和患者的病情变化。这包括监测患者的生命体征、症状和疼痛评估等。这些记录有助于护士了解患者的状况和进展，以便及时采取必要的护理措施。护理记录也是医疗团队间的重要交流工具，可以帮助不同的医疗专业人员了解患者的情况，并协调护理。护士的信息共享和记录工作对于提供高质量的医疗护理至关重要。记录患者的医疗历史、治疗计划、药物管理和护理措施有助于确保患者的安全和护理质量。这些记录也是团队协作的基础，有助于医疗专业人员之间的有效沟通和协调。护士需要以准确和及时的方式记录信息，以确保患者得到适当的关怀和治疗。

二、沟通与患者关怀

（一）患者与家属沟通

护士在医疗护理中扮演着至关重要的角色，其中一个关键方面是与患者和他们的家属建立良好的沟通关系。这种沟通关系的建立不仅有助于提供有效的医疗护理，还有助于患者和家属更好地理解和应对医疗状况，提高他们的满意度和合作度。倾听患者和家属的需求、担忧和期望是建立有效沟通的重要组成部分。护士应该保持开放的姿态，耐心倾听患者和家属的言辞，以了解他们的感受和需求。这种倾听不仅可以帮助护士更好地理解患者的状况，还可以让患者和家属感到被尊重和重视。通过倾听，护士可以建立信任关系，为患者提供更好的护理。提供清晰的医疗信息是沟通的另一个关键方面。患者和家属需要了解他们的疾病、治疗选项和护理过程。护士应该以简单明了的方式解释医学术语，并确保患者和家属理解治疗计划的重要性和步骤。清晰的信息传递有助于患者和家属更好地参与治疗决策，以及在护理过程中更好地合作。

解释治疗计划和护理过程也是沟通的关键部分。患者和家属通常对医疗程序和护理流程感到不安，因此护士应该主动解释和回答他们的问题。通过解释每个步骤的目的和可能的风险，护士可以减轻患者和家属的焦虑，帮助他们更好地应对治疗过程。提供情感支持也是沟通的重要方面。医疗状况往往伴随着情感和心理压力，患者和家属可能会感到焦虑、恐惧或沮丧。护士应该表现出同情和理解，鼓励患者和家属表达他们的情感，并提供安慰和支持。情感支持可以减轻患者和家属的心理负担，提高他们的心理健康和护理体验。护士在医疗护理中的沟通作用是不可忽视的。通过倾听患者和家属的需求、提供清晰的医疗信息、解释治疗计划和护理过程，以及提供情感支持，护士可以建立有效的沟通关系，提高患者和家属的满意度和合作度。这不仅有助于患者更好地理解和应对医疗状况，还有助于构建一个支持性和关怀的医疗环境，提高医疗护理的质量和效果。

（二）患者教育

护士在患者教育中扮演着至关重要的角色，因为他们是医疗护理团队中与患者亲密接触的专业人员之一。患者教育不仅有助于提高患者的健康知识水平，还能增强他们的自我管理能力，以更好地管理疾病和康复过程。护士在患者教育中的角色是为患者提供关于疾病管理、药物治疗、饮食和生活方式的重要信息。他们应该能够有效地传达医学知识，以帮助患者理解他们的疾病和治疗选项。这包括解释疾病的病因、症状、诊断方法和治疗方案。护士还应该向患者提供有关药物的用法、副作用和注意事项的信息，以确保患者正确地使用药物。

护士在患者教育中的角色还包括指导患者在日常生活中采取健康的饮食和生活方式。他们可以提供关于饮食的建议，包括食物的选择、饮食平衡和控制饮食中的特定成分（如钠、糖和脂肪）的信息。护士还可以鼓励患者进行适度的体育锻炼、戒烟和减少酗酒等健康行为。这些教育可以帮助患者更好地管理疾病，减少症状的严重程度，改善生活质量。患者教育有助于提高患者的健康知识水平。通过提供准确和易于理解的信息，护士可以增加患者对疾病和治疗的理解。患者教育还可以帮助患者更好地参与医疗决策，因为他们了解了不同治疗选项的优缺点。有研究表明，患者教育可以提高患者的治疗依从性，减少医疗错误和不必要的住院。

患者教育对于康复和降低并发症的风险也具有重要影响。患者教育可以帮助患者更好地管理疾病，遵循医疗建议，按时服药，控制病情，从而加速康复过程。患者教育还可以帮助患者预防并发症的发生，因为他们了解了如何减少风险因素，并能够早期识别和处理可能的并发症。护士在患者教育中扮演着至关重要的角色。他们不仅提供关于疾病管理、药物治疗、饮食和生活方式的信息，还提高了患者的健康知识水平和自我管理能力。患者教育有助于康复过程，减少了并发症的风险，提高了患者的治疗依从性和生活质量。因此，患者教育不仅对患者本身的健康有益，还对整个医疗护理体系的质量和效果产生积极影响。

（三）患者关怀和尊重

沟通在医疗护理中的作用远不止传递信息。它是一种复杂的互动过程，涉及关怀、尊重和人性化的护理。护士在与患者互动时，需要表现出充满关怀的态度，尊重患者的权利和选择，以建立亲近的医患关系，提高患者满意度和治疗结果。关怀是医疗护理中不可或缺的一部分。护士不仅要提供医疗护理，还要关心患者的身体和心理健康。这包括关注患者的症状、疼痛和不适，以及提供安慰和支持。护士应该表现出理解和同情，使患者感到自己受到关心和尊重。关怀不仅有助于缓解患者的焦虑和不安，还能够增强他们对治疗的信心和合作。

尊重患者的权利和选择也是沟通中的关键要素。患者在医疗护理过程中应该被视为决策的主体，他们有权选择治疗方式、参与医疗决策，并保护自己的隐私。护士应该尊重患者的决策，提供信息和建议，但不应强迫或推销治疗选择。尊重患者的权利有助于建立信任关系，让患者感到自己受到尊重和重视。人性化的护理是通过关怀和尊重来实现的。护士需要将患者视为独一无二的个体，而不只是疾病的病例。了解患者的个人需求、价值观和文化背景，可以帮助护士提供更加个性化的护理。人性化的护理不仅包括身体上的照顾，还包括心理和情感上的支持。护士应该倾听患者的需求和关切，提供情感支持和安慰，使患者感到自己不是孤独的。

通过关怀和尊重，护士可以建立亲近的医患关系。这种关系建立在互信和理解的基础上，有助于患者更好地参与治疗决策，提高治疗的依从性。当患者感到自己受到尊重和关心时，他们更有可能遵守医嘱，积极参与康复过程。这不仅可以提高患者的满意度，还可以改善治疗结果，减少并发症和医疗错误。护士在医疗护理中扮演着重要的角色，不仅需要传递信息，还需要体现关怀的态度，尊重患者的权利和选择，提供人性化的护理。通过这种关怀和尊重，护士可以建立亲近的医患关系，提高患者的满意度和治疗结果。这种人性化的护理不仅有助于患者的身体康复，还可以提升他们的心理健康和生活质量。因此，护士的角色不仅仅是提供医疗护理，还包括关怀和尊重，以满足患者的全面需求。

第九章　外科护理的实验指导

第一节　实验指导的意义与目标

一、外科手术实验指导的意义

（一）临床经验积累

外科手术实验指导在医学生和实习生培养中发挥着重要的作用，因为它提供了宝贵的临床经验，帮助学生熟悉手术程序和器械使用，有助于建立实践技能和知识。这种实验指导对于培养未来的医疗专业人员至关重要。外科手术实验指导为医学生提供了宝贵的临床经验。在手术室内，学生有机会亲身参与和观察各种外科手术。这种亲身经历使他们能够理解手术过程的细节，学习手术流程的各个步骤，以及手术中可能遇到的复杂情况。通过观察和参与实际手术，学生可以将书本知识转化为实际操作技能，并更好地理解患者的病情和治疗需求。实验指导有助于学生熟悉手术程序和器械使用。外科手术通常需要复杂的器械和设备，而医学生需要掌握这些工具的正确使用。在实验指导中，他们可以学习如何准备手术场地、操作器械、处理组织和血液等。这种实践经验有助于学生培养技能，提高他们的操作熟练度，为日后的手术工作做好充分准备。

实验指导也有助于学生建立实践知识。通过亲身参与手术和与临床专家互动，学生可以深入了解患者的病情和治疗选择。他们可以学习如何评估患者的状况，制订治疗计划，处理手术并监测术后恢复。这种实践知识不仅有助于学生在未来的职业中更好地为患者提供护理，还有助于他们更好地理解医学领域的实际挑战和复杂性。实验指导有助于学生建立信心和自信心。通过参与实际手术并逐渐掌握手术技能，学生可以逐渐克服对手术过程的紧张和不安。他们会意识到他们的知识和技能在实际临床环境中是有价值的，从而增强了他们的信心。这种自信心对于成功完成医学学业和未来的职业生涯非常重要。外科手术实验指导在医学生和实习生培养中扮演着至关重要的角色。它提供了丰富的临床经验，帮助学生熟悉手术程序和器械使用，有助于建立实践技能和知识。通过亲身参与手术、熟悉手术环境和与临床专家合作，学生可以更好地为将来的医疗护理工作做好准备，并为患者提供更高质量的护理。这种实验指导对于医学教育和培训是不可或缺的一部分。

（二）专业发展

外科手术实验指导在医学生和实习生的职业发展中具有极其重要的作用，不仅为未来的外科医生提供了坚实的基础，还有助于培养外科专业的兴趣和素养。外科手术实验指导为医学生和实习生提供了珍贵的机会，让他们亲身参与临床实践，学习和掌握外科手术技能。这种实践经验不仅有助于理论知识的应用，还培养了操作技能、协作能力和决策能力。医学生和实习生通过亲身参与手术操作，能够更深入地了解疾病的治疗过程，理解手术的复杂性和风险，以及掌握手术的各个步骤。这种实践经验对于建立坚实的外科基础非常关键，为未来的外科医生提供了必要的技能和信心。实验指导有助于培养医学生和实习生对外科专业的兴趣和热情。参与外科手术操作可以让他们亲身体验外科医生的工作，了解外科领域的挑战和机遇。这种经历可以激发他们对外科学科的兴趣，帮助他们确定自己的职业方向，并促使他们追求外科医学的职业生涯。实验指导不仅提供了专业知识，还激发了医学生和实习生的职业动力，鼓励他们积极投身到外科领域。

实验指导还有助于培养医学生和实习生的临床技能和专业素养。在手术实验指导过程中，他们需要与患者建立信任关系，有效地沟通，解释手术过程和风险，以及提供心理支持。这些技能对于成为一名出色的医生至关重要，无论是在外科领域还是其他医疗领域。实验指导也教导他们如何处理突发状况和并发症，培养了他们的应急反应和决策能力。实验指导有助于建立医学生和实习生与导师和同事之间的密切合作关系。在手术室中，他们需要与其他医疗团队成员合作，包括外科医生、护士、麻醉师等。这种合作经验有助于建立有效的团队沟通和协作技能，提高患者的护理质量和安全性。实验指导还为医学生和实习生提供了机会与资深外科医生交流，学习专业知识和经验，建立导师关系，为未来的职业发展提供指导和支持。外科手术实验指导对医学生和实习生的职业发展至关重要。它不仅提供了实际操作技能的培训，还培养了对外科专业的兴趣和素养，加强了临床技能和专业素养，以及促进了团队协作和导师关系的建立。实验指导为未来的外科医生提供了坚实的基础，使他们能够胜任复杂的外科手术任务，并为患者提供高质量的医疗护理。因此，实验指导不仅对医学生和实习生个人的职业发展有益，还对整个医疗体系的质量和效果产生积极影响。

（三）安全性和质量

外科手术实验指导对患者的安全性和手术质量产生深远的影响。这种实验指导不仅有助于培养医疗专业人员的临床判断力和团队协作能力，还提高了外科手术的安全性和效果。外科手术实验指导对医疗专业人员的培训和教育至关重要。通过实验指导，外科医生和护士可以接受系统性的培训，掌握最新的外科技术和操作技巧。这种培训有助于提高医疗专业人员的技能水平，确保他们能够在手术中胜任各种复杂情况。医疗专业人员通过实验指导也能够学习如何应对手术中可能出现的并发症和紧急情况，提高了他们的应变能力和临床判断力。

实验指导有助于培养医疗专业人员的团队协作能力。外科手术通常需要多个医疗专业人员协同工作，包括外科医生、护士、麻醉师和麻醉护士等。通过实验指导，这些专业人员可以学习如何有效地协调和合作，以确保手术顺利进行。团队协作在外科手术中至关重要，可以减少错误和提高手术的安全性和效果。

另一个重要的方面是实验指导有助于提高手术的安全性。医疗专业人员通过实验指导可以学习如何正确地执行手术程序，包括术前准备、手术过程和术后护理。这种标准化的操作流程有助于降低手术中的风险，减少术后并发症的发生。实验指导还可以提供关于手术设备和器械的培训，确保医疗专业人员能够正确地使用这些工具，提高手术的安全性。实验指导也有助于提高手术的效果。医疗专业人员通过实验指导可以学习如何评估患者的病情和手术风险，制订适当的治疗计划。这有助于确保手术能够达到预期的效果，减少术后并发症和复发的可能性。医疗专业人员通过实验指导还能够学习如何与患者有效地沟通，提供必要的信息和支持，增强患者的满意度和康复。外科手术实验指导对患者的安全性和手术质量产生了积极的影响。通过培养医疗专业人员的临床判断力和团队协作能力，提高了外科手术的安全性和效果。实验指导不仅有助于医疗专业人员的培训和教育，还有助于提高手术的标准化和操作规范，减少了手术中的风险。医疗专业人员通过实验指导还能够学习如何与患者建立良好的医患关系，提供人性化的护理。因此，外科手术实验指导对于提高患者的安全性和治疗效果具有重要意义。

二、外科手术实验指导的目标和方法

（一）目标设定

外科手术实验指导的主要目标是多方面的，它旨在为医学生和实习生提供全面的临床教育和培训。通过明确的目标，可以确保实验指导的有效性，使学生能够充分发展他们的技能和知识，同时增强患者安全意识和团队协作能力。学习手术技巧是外科手术实验指导的核心目标之一。在手术室中，学生有机会亲身参与手术并学习各种外科技术和操作方法。这包括如何操作手术工具、处理组织和器官、缝合伤口等。通过实际操作和模拟手术，学生可以逐渐掌握这些技巧，提高他们的操作熟练度。

了解手术步骤也是一个重要目标。外科手术通常包括多个复杂的步骤，每个步骤都需要特定的操作和技术。学生需要学习如何准备手术场地、为手术做好准备、进行手术过程中的操作、处理可能的并发症，以及术后的护理等。通过了解每个步骤的目的和顺序，学生可以更好地理解手术流程，提高操作的协调性和流畅性。培养协作能力也是实验指导的目标之一。外科手术通常需要多学科团队的协作，包括外科医生、护士、麻醉医师、麻醉师和手术技术员等。学生需要学会与不同专业的团队成员有效沟通，协调工作，确保手术的顺利进行。这种协作能力对于提供高质量的医疗护理至关重要，同时也有助于建立团队精神和合作精神。

提高患者安全意识也是一个重要目标。在手术环境中，患者的安全是至关重要的。学生需要学会识别和减轻潜在的风险，包括手术并发症、感染、出血等。他们需要了解感染控制措施、手术安全流程以及术后监测和护理。通过培养患者安全意识，学生可以确保提供安全的医疗护理，并在可能的情况下避免不良事件的发生。外科手术实验指导的主要目标包括学习手术技巧、了解手术步骤、培养协作能力和提高患者安全意识。通过明确的目标，可以确保实验指导的有效性，为医学生和实习生提供全面的临床培训，帮助他们发展成为具备丰富技能和知识的医疗专业人员，并为患者提供高质量和安全的医疗护理。这些目标在医学教育中至关重要，有助于培养未来的医疗专业人员。

（二）指导方法

外科手术实验指导是培养医学生和实习生外科技能和专业素养的重要过程。这一过程通常包括模拟手术、手术观察、手术参与和反馈机制等多种方法。不同阶段的指导方法逐渐增加学生的参与度，以确保他们能够逐步掌握外科技能和知识，这个阶段通常是医学生和实习生首次接触外科手术操作的机会。模拟手术可以通过使用仿真模型或虚拟现实技术来进行，让学生模拟真实手术的情境，包括切割、缝合、止血等操作。这种方法帮助学生熟悉手术器械和操作步骤，练习基本的外科技能，同时减少了对患者的风险。模拟手术有助于建立学生的自信心，为后续的手术实践做好准备。手术观察是指学生在手术室中观察外科医生进行实际手术操作。这个阶段学生被引导到手术室，观察和学习外科医生的操作技巧、术前术后的准备工作、团队协作以及处理并发症的方法。手术观察提供了实际手术环境的感觉和经验，帮助学生了解外科手术的复杂性和临床实践的重要性。观察也有助于学生了解患者安全和手术流程的关键因素。

手术参与是学生逐渐增加参与度的关键阶段。在这个阶段，学生开始积极参与手术操作，但通常是作为助手或观察者，由导师或资深的外科医生进行指导。学生可能会执行一些简单的步骤，例如缝合伤口或为手术器械递交。这个阶段的目标是让学生逐渐熟悉手术操作，提高技能，同时在安全的情境下学习。导师的存在和指导是确保学生操作安全的关键因素。反馈机制是外科实验指导中的重要组成部分。导师应该定期提供反馈，帮助学生识别其优点和改进之处。反馈可以包括口头反馈、书面评估和讨论。通过及时的反馈，学生可以了解自己的表现，知道需要改进的地方，并逐渐提高技能。导师的反馈也有助于确保学生在安全和有效的情境中学习，并避免可能的错误。外科手术实验指导是培养医学生和实习生外科技能和专业素养的关键过程。不同阶段的指导方法包括模拟手术、手术观察、手术参与和反馈机制。这些方法逐渐增加了学生的参与度，确保他们能够逐步掌握外科技能和知识，为未来的外科医生提供了坚实的基础。这种逐步增加学生参与度的方法有助于学生在安全和有效的情境中学习，同时培养了他们的自信心和职业素养。通过这些指导方法，学生能够在外科领域获得宝贵的经验，为将来的职业发展打下坚实的基础。

（三）评估和反馈

评估学生的外科手术实验指导表现是培养医疗专业人员的重要组成部分。这一过程涉及考核、评分和反馈，旨在提供有效的指导，以促进学生的进步和提高实验指导的效果。考核学生的实验指导表现需要明确的标准和目标。这些标准可以包括手术技能、团队协作、临床判断力和沟通能力等方面。考核标准应该根据学生的培训阶段和经验水平进行调整，以确保公平和准确的评估。标准的制订应该基于临床指南和最佳实践，以保证评估的有效性。

评分是评估学生实验指导表现的关键步骤。评分标准应该明确，包括不同方面的分数和权重。评分可以由多个评估者进行，以确保客观性和一致性。评分过程应该透明和公平，避免主观偏见和不公正的评估。评分的结果应该被记录和归档，以便后续的跟踪和反馈。反馈是评估过程中至关重要的一环。反馈应该及时、具体和建设性。评估者应该提供详细的意见和建议，以帮助学生了解他们的表现，发现弱点并制订改进计划。反馈应该强调学生的优点，并提供具体的行动步骤，以实现改进。反馈应该是双向的，鼓励学生提出问题和建议，以促进积极的学习互动。反馈应该是持续的过程。学生应该定期接受反馈，以跟踪他们的进展，并及时进行调整。反馈也应该与学生的个人学习目标和职业发展规划相一致，以确保学生的努力与实际需求相符。反馈不仅可以促进学生的进步，还可以提高实验指导的效果，使其更具针对性和有针对性。评估学生的外科手术实验指导表现需要明确的标准和目标，公平的评分过程，以及及时、具体和建设性的反馈。反馈是培养医疗专业人员的关键工具，有助于学不断改进自己的技能和表现。通过建立有效的评估和反馈机制，可以提高学生的临床能力和实验指导的质量，从而更好地为患者提供安全和高质量的医疗护理。这对于医疗领域的持续发展和提高医疗质量至关重要。

第二节　实验室设备与材料的介绍

一、实验室设备

（一）分光光度计

分光光度计是一种广泛用于科学研究和工业应用的仪器，用于测量样品吸收或透射光的强度，以分析和确定溶液中化学物质的浓度。这种仪器在各种领域中都有着重要的应用，包括生物化学、分析化学、药学和环境科学等。它的原理和功能使其成为现代实验室中不可或缺的工具。分光光度计的核心原理是根据比较样品吸收或透射光与参考光之间的差异来测量样品的吸收。通常，分光光度计使用可见光或红外光作为光源，将光分为不同波长的光束，然后通过样品。样品吸收特定波长的光，其吸收光的强度与其浓度成正比。通过比较样品光强和未经样品处理的参考光强，可以计算出样品吸收的程度，从而确定化合物的浓度。

紫外－可见分光光度计广泛应用于生物化学和分析化学领域。它使用可见光和紫外光，通常在 $200 \sim 800nm$ 波长范围内进行测量。这种类型的分光光度计能够测量分子中电子的激发态，因此在研究和分析化学中常用于测量各种有机和无机化合物的浓度。在生物化学中，紫外－可见分光光度计常用于测量蛋白质、核酸和酶等生物分子的浓度，以及生物反应的动力学研究。红外分光光度计主要用于红外光波长范围内的分析。红外光可以用于分析分子中化学键的振动，因此红外分光光度计通常用于识别和分析化学物质的结构，如有机分子的官能团。在药学中，红外光谱学被广泛应用于药物质量控制和制药工艺的监测。红外光谱学还在环境科学中用于分析空气和水中的污染物，以及土壤中的有机和无机化合物。

分光光度计的选择取决于需要分析的物质类型和所需的波长范围。不同的波长范围可以用于不同类型的分析，因此实验室通常会根据具体的研究目的和应用领域来选择合适的分光光度计。分光光度计是一种在科学研究和工业应用中广泛使用的仪器，用于测量样品吸收或透射光的强度，以分析和确定化学物质的浓度。它在生物化学、分析化学、药学和环境科学等领域中都有着广泛的应用，其原理和功能使其成为现代实验室不可或缺的工具。通过选择合适的波长范围，分光光度计可以适应各种不同类型的分析需求，为科研和工业应用提供了强大的支持。

（二）高效液相色谱仪（HPLC）

高效液相色谱仪（High-Performance Liquid Chromatography，HPLC）是一种广泛应用于分离、识别和定量化学物质的高效分析仪器。它在分析化学、制药学、食品科学等多个领域都发挥着重要作用，因其高分辨率和精确性而备受青睐。HPLC系统由多个组件组成，包括柱子、溶剂泵、检测器和数据处理软件等，这些组件协同工作，使HPLC成为一种强大的分析工具。

HPLC系统中的柱子是其核心组件之一。柱子是一个封闭的管状容器，内部填充着固定相或液相，用于分离化合物。柱子的选择取决于需要分离的化合物的性质，例如，反相柱通常用于亲水性化合物的分离，而正相柱则适用于疏水性化合物。柱子的大小和类型也会影响分离的效率和分辨率。柱子的工作温度、压力和pH等条件也需要精确控制，以确保分离的准确性和重复性。溶剂泵是HPLC系统的另一个关键组件。溶剂泵用于将流动相（通常是液体）从溶剂储液瓶中抽取并以一定流速送入柱子中，帮助化合物在柱子中分离。溶剂泵的流速和精确性对HPLC的性能至关重要。它们必须能够提供稳定的流动相，并能够调整流速以适应不同的分析需求。现代HPLC系统通常配备了梯度溶剂泵，可以在分析中使用多个不同组成的流动相，以提高分离的灵活性。

检测器是HPLC系统中的另一个关键组件，用于检测分离出的化合物。不同类型的检测器包括紫外 - 可见光谱检测器（UV-Vis）、荧光检测器、质谱检测器等，每种检测器都具有其特定的应用领域和检测灵敏度。检测器可以监测化合物的吸光度、荧光强度、质荷比等参数，将这些数据传递给数据处理软件进行分析。检测器的性能对于测定化合物的浓度和鉴定未知化合物至关重要。数据处理软件是 HPLC 系统的关键部分之一，用于采集、分析和处理从检测器获得的数据。数据处理软件可以绘制色谱图、计算峰面积、鉴定化合物、生成报告等。现代 HPLC 系统通常配备了强大的数据处理软件，具有用户友好的界面和高度自动化的功能。这些软件不仅提高了分析效率，还提供了数据存储和管理的功能，以确保实验数据的可追溯性和安全性。HPLC 系统是一种强大的分析仪器，用于分离、识别和定量化学物质。它在多个领域，包括分析化学、制药学和食品科学等，都具有广泛的应用。HPLC 系统由柱子、溶剂泵、检测器和数据处理软件等多个组件组成，这些组件协同工作，以提供高分辨率和精确性的分析结果。HPLC 的不断发展和创新将进一步拓展其在科学研究和工业应用中的应用范围，为化学分析和质量控制提供更多可能性。

（三）生物安全柜

生物安全柜是生物实验室中至关重要的设备，用于处理生物危害物质，确保实验人员、环境和社区的安全。它提供了物理隔离和生物过滤功能，有助于防止生物危害物质的扩散和污染。生物安全柜通常分为不同级别，根据实验要求选择合适的级别，以确保最高的安全性和效能。生物安全柜的分级主要是基于处理的生物危害物质的危险性和实验操作的需求。根据美国疾病控制和预防中心（CDC）和世界卫生组织（WHO）的指南，不同级别的生物安全柜提供了不同程度的保护和控制，以满足不同类型的实验和生物危害物质的处理需求。选择合适级别的生物安全柜是至关重要的，以确保实验的安全性和成功性。错误选择级别可能会导致生物危害物质的外泄和传播，对实验人员和环境构成风险。因此，实验室管理和安全团队需要根据实验类型、生物危害物质的性质和处理需求来确定最合适的生物安全柜级别。

维护和操作生物安全柜也是确保其有效性和安全性的关键因素。定期的维护和校准是必不可少的，以确保生物安全柜的风量、过滤器和密封性能正常工作。实验人员需要接受专业的培训，以正确操作生物安全柜，包括穿着适当的个人防护装备和遵循实验室安全规程。生物安全柜是生物实验室中不可或缺的设备，用于处理生物危害物质，确保实验人员和环境的安全。选择合适的生物安全柜级别和正确操作是确保实验的安全性和成功性的关键因素。实验室管理和安全团队需要根据实验需求来制订合适的安全措施和协议，以最大限度地降低潜在的危险和风险。通过正确的选择和使用生物安全柜，可以有效地保护实验人员和社区免受生物危害物质的污染和传播。

二、实验室材料

（一）试剂

实验室中使用的试剂包括化学试剂、生物试剂、标准品和参考物质等，它们在各种实验中起着关键作用。这些试剂的正确储存、操作和处置非常重要，以确保实验的安全性、准确性和可重复性。不同类型的试剂具有不同的特性和要求，因此需要根据其性质采取相应的注意事项。化学试剂是实验室中最常见的试剂之一。它们包括酸、碱、盐、溶剂、指示剂等。化学试剂通常需要储存在干燥、阴凉、通风良好的地方，远离热源和明火。在操作时，需要戴上适当的防护装备，如实验室外套、护目镜和手套，以减少与化学物质的接触。化学试剂的混合和搅拌应谨慎进行，以避免喷溅或反应失控。废弃化学试剂需要按照规定的方式处置，以防止环境污染和危害。

生物试剂主要用于生物学实验，包括细胞培养、酶反应、蛋白质分析等。生物试剂的储存通常需要在低温、冷冻或液氮存储罐中，以保持其稳定性。在操作生物试剂时，需要遵循严格的生物安全规程，包括生物级别、实验室卫生和个人防护措施。生物试剂废弃物也需要按照生物危害废物的处理方法进行处理，以确保不会对人类健康和环境造成危害。标准品和参考物质是用于校准仪器、验证分析方法和确定样品浓度的重要试剂。它们的储存通常需要在特定的条件下，以保持其准确性和稳定性。在使用标准品和参考物质时，需要严格按照制造商提供的使用说明和操作步骤进行操作。定期校准仪器并检查标准品的有效性是保证实验结果准确性的关键步骤。实验室中使用的试剂具有不同的性质和要求，需要根据其特点采取相应的注意事项。储存、操作和处置试剂时，实验室工作人员需要严格遵守安全规程和操作指南，以确保实验的安全性、准确性和可重复性。正确管理试剂是实验室工作的重要组成部分，有助于防止事故和污染，并确保科学研究和分析得出可靠的结果。

（二） 实验室玻璃器皿

玻璃器皿是实验室中不可或缺的工具，其广泛应用于化学、生物学、物理学等领域。这些器皿包括烧瓶、烧杯、试管、培养皿、比色皿等，它们在实验室中扮演着至关重要的角色。玻璃器皿的重要性在于它们的化学惰性和耐高温性能。玻璃是一种化学惰性材料，即不会与多数化学物质发生反应。这使得玻璃器皿成为进行各种化学反应和实验操作的理想选择，因为它们不会污染或干扰样品。玻璃器皿能够耐受高温，可以用于加热和冷却样品，而不会受到破裂或破损的影响。这种高温耐受性使得玻璃器皿特别适用于进行加热反应、蒸馏、升华等高温操作。

玻璃器皿的广泛应用包括混合、储存、加热和冷却样品。烧杯通常用于混合和搅拌液体，其宽口设计使得搅拌和加入物质更加方便。试管则常用于储存小量样品、进行反应，或者进行比色试验。烧瓶是一种多用途的器皿，可用于混合、加热、蒸馏和反应，其圆底设计有助于均匀加热。培养皿通常用于生物学实验，用于培养细胞或微生物，观察它们的生长和亚培养，进一步研究。比色皿则用于光学实验，比如分光光度测定或分析化学反应的产物。这些玻璃器皿不仅能够满足不同实验需求，还能够确保实验的准确性和可重复性。玻璃器皿在实验操作中的透明性也是其重要特征之一。由于玻璃的透明性，研究人员可以直接观察和监测样品，无须取出或转移到其他容器。这对于观察化学反应的进展、检查生物培养物的状态或进行显微观察非常有用。透明性使得研究人员能够及时调整实验条件，确保实验的成功进行。

玻璃器皿的坚固性和可重复使用性使其成为实验室中不可或缺的材料。玻璃器皿可以多次清洗和消毒，确保无菌条件下的实验操作。这一特性不仅减少了实验成本，还有助于减少废弃物产生，降低对环境的影响。玻璃器皿在实验室中扮演着至关重要的角色。它们的化学惰性、耐高温性能、透明性以及坚固性和可重复使用性，使得它们成为进行各种实验操作的理想选择。玻璃器皿的广泛应用范围包括混合、储存、加热、冷却、观察等多个方面，为科学研究和实验工作提供了关键的支持。因此，玻璃器皿是实验室中不可或缺的工具，为研究人员提供了执行实验操作和获得可靠结果所需的关键资源。

（三）实验室耗材

实验室耗材是科学研究和实验操作中不可或缺的一部分，它们包括各种管道、架子、滤纸、移液器、吸管、培养基、离心管和过滤器等。这些耗材的作用在于辅助实验操作，如取样、过滤、混合和储存样品，它们通常是单次使用的，以确保实验的可重复性和准确性。管道是实验室中常见的耗材之一，用于输送液体或气体。不同类型的管道适用于不同的实验需求，如聚合物管、硅胶管和钢管等。它们通常用于将试剂从一个容器转移到另一个容器，以确保准确的体积和成分。架子和支架是实验室中用于支撑和悬挂设备的重要耗材。它们可以用于支持实验仪器、培养皿、试管和其他实验容器。架子和支架的稳定性和调整性对于实验的成功至关重要，因为它们确保了实验器材的正确位置和安全性。

滤纸是用于分离液体和固体颗粒的耗材。它们通常用于过滤悬浮物或去除颗粒物，以获得清晰的液体样品。滤纸有不同的孔径和材质，适用于不同类型的过滤需求。移液器是实验室中用于精确移液的工具。它们允许实验人员以毫升或微升为单位精确地分配液体。移液器通常具有可调节的容量范围，适用于不同体积的液体操作。

吸管是用于吸取液体的塑料或玻璃管。它们通常用于实验中的混合、分液和去除剩余液体。吸管的设计和材质因实验需求而异。培养基是用于培养细胞、微生物和组织的基本耗材。不同类型的培养基适用于不同的生物实验，它们提供了生长和繁殖所需的营养物质和条件。离心管是用于离心实验的小容器，它们用于分离样品中的成分，如细胞、蛋白质和核酸。离心管通常具有不同容量和转速范围的选项，以适应不同的离心需求。过滤器是用于去除液体中固体颗粒或微生物的耗材。它们通常用于净化液体样品，以确保实验的纯度和可重复性。实验室耗材是科学研究和实验操作的不可或缺的工具，它们在实验中扮演着重要的角色。这些耗材的选择和使用对于实验的准确性、可重复性和成功性至关重要。因此，实验室工作者需要根据实验需求选择合适的耗材，并正确操作和维护它们，以确保实验的顺利进行和数据的可靠性。

第三节　外科手术模拟与实验操作

一、外科手术模拟的概念和重要性

（一）模拟手术的定义

模拟手术是一种通过使用模拟器、仿真器材和虚拟现实技术来模拟外科手术环境的教育和培训方法。它的目标是培养医疗专业人员的技能，提高手术安全性，以及减少实际手术中的错误和风险。模拟手术已经成为现代医学教育和培训的不可或缺的组成部分，具有显著的教育和临床价值。模拟手术使用模拟器和仿真器材来创建真实的手术场景。这些模拟器通常具有外观和触感上的逼真性，包括手术台、器械、患者模型等。医学学生和实习生可以在这些模拟器上进行练习，模拟各种外科操作，如缝合、割除、吻合等。通过与模拟器互动，学生可以锻炼手眼协调、操作技巧和手术流程，从而增加在实际手术中的自信和熟练度。虚拟现实技术也被广泛用于模拟手术中。虚拟现实技术可以创建一个沉浸式的虚拟手术环境，允许医学生和实习生在虚拟现实中进行手术操作。他们可以使用虚拟手术器械，观察虚拟患者的解剖结构，并模拟各种手术情景。虚拟现实技术可以提供更高度的互动性和逼真度，使学生能够更好地练习和培养手术技能，而不必在真实患者身上进行练习。

模拟手术的重要性在于它提供了一个安全的学习环境，允许医学生和实习生在没有风险的情况下练习和磨炼手术技能。实际手术风险很高，错误可能导致严重的后果，包括患者的生命危险。通过模拟手术，学生可以在没有患者的压力下学习和改进，从而减少了潜在的危险。模拟手术也有助于提高手术安全性。医学专业人员可以使用模拟器和虚拟现实技术来练习应对手术中的紧急情况和并发症。他们可以模拟各种情景，如出血控制、器械失效、心脏骤停等，以提前准备应对这些突发情况。这种训练可以帮助医学专业人员更好地应对紧急情况，提高手术的成功率和安全性。

模拟手术是一种通过使用模拟器、仿真器材和虚拟现实技术来模拟外科手术环境的教育和培训方法。它有助于培养医疗专业人员的技能，提高手术安全性，并减少实际手术中的错误和风险。模拟手术已经成为现代医学教育和培训的不可或缺的组成部分，具有显著的教育和临床价值，为未来的医疗专业人员提供了更好的准备和能力。

（二）技能培训

模拟手术在外科医生和手术团队成员的技能培训中发挥着至关重要的作用。这种培训方法通过模拟真实手术情境，包括手术步骤、操作技巧和团队协作，帮助医疗专业人员不断提高他们的手术能力。模拟手术使医疗专业人员能够熟悉和掌握手术步骤。手术通常包括一系列精确而复杂的步骤，每个步骤都需要医生具备高度的技术和协调能力。通过模拟手术，医疗专业人员可以多次练习每个步骤，熟悉操作的顺序和技巧。这种反复练习有助于建立肌肉记忆，提高手-眼协调，使医生能够在实际手术中更加自信和熟练的执行操作。模拟手术有助于改善操作技巧。手术技巧的提高需要时间和实践，而模拟手术提供了一个安全的环境，医疗专业人员可以在其中不断地练习和改进他们的技巧。通过使用模拟模型和仿真器材，医生可以练习各种操作，包括切割、缝合、止血和器械的使用。这种模拟练习有助于减少手术操作中的错误和并发症发生的风险，提高手术的成功率和安全性。

模拟手术强调了团队协作和沟通的重要性。在现实手术中，外科团队必须密切合作，确保手术顺利进行。通过模拟手术，医疗专业人员可以模拟团队协作的情境，包括与护士、麻醉医生、麻醉师和其他团队成员的互动。这有助于培养团队意识和协作技巧，确保团队成员之间的有效沟通和协同工作。团队协作的改善对于手术的成功至关重要，可以减少手术时间、减轻术后并发症的风险，并提高患者的安全性。模拟手术通过反复练习和模拟来提高手术能力。医疗专业人员可以多次参与模拟手术，逐渐提高他们的技能水平。这种反复练习有助于消除不确定性和焦虑，增加自信心，提高手术的效率和质量。医疗专业人员还可以通过模拟手术模拟各种不同类型的手术，包括常见的和罕见的情况，从而更好地准备应对各种挑战。

模拟手术在外科医生和手术团队成员的技能培训中扮演着至关重要的角

色。它通过模拟真实手术情境，帮助医疗专业人员熟悉手术步骤、改善操作技巧、强调团队协作和提高手术能力。通过反复练习和模拟，医疗专业人员能够在实际手术中更加自信、熟练和安全地执行操作，确保患者获得高质量的医疗护理。模拟手术是外科医学培训的重要组成部分，有助于提高医疗专业人员的职业素养和实践水平。

（三）安全性和质量改进

模拟手术是一种强大的工具，对手术安全性和质量产生了深远的影响。通过模拟手术，医疗专业人员可以获得宝贵的经验，提高他们的技能水平，减少手术并发症，从而提高患者的安全性和手术质量。模拟手术提供了一种安全的环境，医疗专业人员可以在其中练习和改进他们的手术技能。这种模拟环境消除了对患者生命的风险，允许医疗专业人员在没有实际患者的情况下进行练习。通过反复的模拟手术，医生和外科团队可以增强他们的技能，熟悉手术程序，并提高团队协作能力。模拟手术有助于减少手术并发症。医疗专业人员可以在模拟环境中模拟各种手术情景，包括罕见的并发症和紧急情况。这使他们能够更好地准备和应对可能出现的问题，提前识别并纠正错误。通过模拟手术，医生可以提高他们的临床判断力，减少手术过程中的风险，降低术后并发症的发生率。

模拟手术可以提高患者的安全性。医疗专业人员通过练习和培训可以更加自信地执行手术，并提高操作的精确性和效率。这有助于减少手术时间和创伤，降低患者的手术风险。模拟手术还可以提高团队协作和沟通，确保手术过程中的顺利进行，最大限度地保护患者的安全。模拟手术还有助于手术改进。通过模拟手术，医疗专业人员可以识别改进的机会，改善手术流程和技术。他们可以评估不同的方法和工具，找到最佳的解决方案，以提高手术的效果和质量。模拟手术还可以用于新技术和新器械的培训，确保医生在实际手术中能够熟练应用最新的医疗进展。

模拟手术作为手术改进的工具对手术安全性和质量产生了积极的影响。它提供了安全的练习和培训环境，有助于医疗专业人员提高他们的技能水平和临床判断力。通过减少手术并发症、提高患者的安全性和改进手术流程，模拟手术为患者提供了更好的医疗护理和手术体验。它还推动了医疗领域的不断创新和进步，为提高医疗质量和患者安全性做出了重要贡献。因此，模拟手术不仅是医学教育的重要组成部分，也是提高医疗质量和安全性的关键手段。

二、外科手术实验操作的方法和应用

（一）模拟器和仿真工具

外科手术模拟器和仿真工具是用于医学培训和手术技能发展的关键组成部分。它们提供了不同类型的模拟环境，以帮助医学专业人员练习手术技能和应对不同类型的手术情景。虚拟现实模拟是一种越来越受欢迎的模拟手术方法。它使用虚拟现实技术创建一个沉浸式的虚拟手术环境，允许医学专业人员在虚拟世界中进行手术操作。虚拟现实模拟的优点包括可以提供高度逼真的手术体验，减少了对真实患者的风险，同时提供了实时反馈和练习的机会。虚拟现实模拟还可以模拟各种手术情景，包括复杂的手术程序和紧急情况。然而，虚拟现实模拟的缺点包括需要高昂的设备和技术投资，以及可能会引起晕动症等不适应症状。

动物模型是另一种常见的外科手术模拟工具。它们通常使用动物模型，如猪、羊或小鼠，来模拟真实手术环境。动物模型的优点包括可以提供生物相似性，使医学专业人员能够练习在生物组织上进行手术。动物模型也允许医学专业人员练习复杂的手术程序和技巧，以及处理可能的并发症。然而，动物模型的缺点包括伦理和动物保护问题，以及需要专门的场地和设备来进行模拟。模拟手术器材是一种广泛使用的外科手术模拟工具。它们包括模拟手术器械、人工模型和人工组织等。模拟手术器材的优点包括成本相对较低，易于使用和维护。它们通常可以在医学院和医疗培训中心中找到，并提供了练习基本手术技能的机会。然而，模拟手术器材的缺点是它们通常不能提供与真实手术相同的生物相似性，因此对于高度复杂的手术和特定的手术技巧可能不够适用。

每种模拟手术工具都有其适用情况和局限性。虚拟现实模拟适用于模拟复杂手术和提供实时反馈的情况。动物模型适用于需要练习在生物组织上进行手术的情况，但需要处理伦理和动物保护问题。模拟手术器材适用于基本手术技能的练习，但不能提供高度复杂的模拟环境。因此，医学专业人员和学生通常会根据其培训需求和手术技能水平选择合适的模拟工具，以确保他们在实际手术中表现出色，同时最大限度地减少风险和错误。这些模拟工具在医学教育和手术技能发展中发挥着关键作用，有助于培养更加熟练和自信的医疗专业人员。

（二）模拟操作的步骤

模拟手术操作是一种重要的外科医学培训方法，它可以帮助医疗专业人员提高手术技能和团队协作能力。这一培训过程通常分为模拟手术准备、模拟手术进行和模拟手术评估3个主要步骤，每个步骤都有其独特的目标和任务，以确保医疗专业人员逐渐增加难度和复杂性的操作。模拟手术准备是培训的关键一步。在这个阶段，培训者和医疗专业人员一起规划和准备模拟手术。这包括选择适当的模拟手术场地、设备和模型，确保安全性和仿真度。培训者还需要准备模拟手术的教材、案例和操作流程，以确保医疗专业人员可以清楚了解模拟手术的目标和要求。培训者还会向医疗专业人员介绍团队成员的角色和职责，以促进团队协作。模拟手术准备的目标是确保培训顺利进行，医疗专业人员充分了解模拟手术的背景和要求。模拟手术进行是实际操作的阶段。在这个阶段，医疗专业人员会根据预先确定的操作流程，模拟执行手术。模拟手术可以包括各种不同的操作，从简单的基础技能，如切割和缝合，到更复杂的手术步骤，如器官切除或移植。操作过程中，医疗专业人员需要密切合作，模拟真实手术中的团队协作和沟通。模拟手术进行的目标是提供实际操作的机会，让医疗专业人员熟悉和掌握手术技能，逐渐增加操作的难度和复杂性。模拟手术评估是培训的关键阶段之一。在这个阶段，医疗专业人员会接受培训者的反馈和评估。培训者会观察和记录医疗专业人员在模拟手术中的表现，包括操作技巧、团队协作和沟通能力。反馈和评估可以帮助医疗专业人员了解他们的优点和不足，以及需要改进的方面。根据评估结果，培训者可以为医疗专业人员制订个性化的培训计划，以提高其手术技能和团队协作能力。模拟手术评估的目标是确保医疗专业人员能够不断地改进和提高他们的手术能力，以提供更安全和有效的医疗护理。模拟手术操作包括模拟手术准备、模拟手术进行和模拟手术评估3个主要步骤。这些步骤通过逐渐增加操作的难度和复杂性，帮助医疗专业人员提高手术技能和团队协作能力。通过模拟手术，医疗专业人员可以安全地练习和改进他们的操作技巧，以提供更高质量的医疗护理。这一培训方法在医疗领域中发挥着重要作用，有助于培养优秀的外科医生和手术团队成员。

（三）效果评估和反馈

评估模拟手术操作的效果是确保医疗专业人员能够不断地改进和提高其技能的关键步骤。这一过程涉及考核、评分和反馈，反馈在其中起到了至关重要的作用，以促进技能的改进和进步。考核模拟手术操作的效果需要明确定义的评估标准和目标。这些标准应该与特定手术操作或技能相关联，并应基于临床指南和最佳实践。评估标准应该明确并与实际手术操作一致，以确保评估的准确性和有效性。评分是评估模拟手术操作的重要组成部分。评分标准应该明确，包括不同方面的分数和权重。评分可以由多个评估者进行，以提高客观性和一致性。评分过程应该透明和公平，避免主观偏见和不公正的评估。评分的结果应该被记录和归档，以便后续的跟踪和分析。反馈是评估过程中的关键步骤。反馈应该及时、具体和建设性。评估者应该提供详细的意见和建议，以帮助医疗专业人员了解他们的表现，发现弱点并制订改进计划。反馈应该强调医疗专业人员的优点，并提供具体的行动步骤，以实现改进。反馈应该是双向的，鼓励医疗专业人员提出问题和建议，以促进积极的学习互动。反馈应该是持续的过程。医疗专业人员应该定期接受反馈，以跟踪他们的进展，并及时进行调整。反馈也应该与医疗专业人员的个人学习目标和职业发展规划相一致，以确保反馈对于技能改进和进步具有实际意义。评估模拟手术操作的效果需要明确定义的评估标准和目标，客观的评分过程，以及及时、具体和建设性的反馈。反馈是促进技能改进和进步的关键因素，有助于医疗专业人员不断提高其模拟手术技能。通过建立有效的评估和反馈机制，可以确保医疗专业人员具备高水平的临床技能，提高医疗质量，提高患者的安全性和满意度。这对于医疗领域的不断发展和进步至关重要。

第四节　实验结果分析与案例讨论

一、实验结果分析

（一）数据收集和整理

实验的数据收集和整理是科学研究和实验室工作中至关重要的步骤。它涉及记录、汇总和存储实验中生成的各种信息，包括测量数据、观察结果、图像和文本信息。数据整理的目的是确保数据的准确性、可追溯性和可分析性，以便进一步的数据分析和研究它是实验过程中的一个关键步骤，对于科学研究和实验结果的可靠性和可重复性至关重要。在实验中收集的数据可能是未来研究的基础，因此必须以可信赖的方式进行整理和保存。精确的数据整理有助于防止数据丢失、混淆或错误，同时也有助于确保实验的结果是可靠和可验证的。

数据整理可以使用多种工具和方法来进行。其中，电子表格是一种常见的工具，如 Microsoft Excel 或 Google Sheets 等。电子表格可以用于记录数值数据、创建图表和计算统计信息。它们提供了一种便捷的方式来组织和分析数据，同时也具有版本控制和数据可视化的功能，使数据整理更加有效和方便。实验日志也是一种重要的数据整理工具。实验日志是一个记录实验过程、观察结果和实验条件的文档，通常以书面形式或电子记录的方式存在。实验日志有助于跟踪实验的详细步骤、重要事件和任何不寻常的观察。它们提供了数据的背景信息，有助于数据的解释和分析。

数据管理系统也被广泛用于大规模实验和研究项目中。这些系统可以自动化数据的收集、整理和存储，提供高级的数据管理和分析功能。数据管理系统有助于确保数据的一致性、完整性和安全性，同时也提供了多用户协作和数据共享的功能。对于文本信息和图像数据的整理，通常使用文件和文件夹的方式进行组织和存储。文本信息可以以电子文档的形式保存，如 Word 文档或 PDF 文件。图像数据可以保存为标准的图像文件格式，如 JPEG 或 PNG。为了确保数据的可追溯性，文件和文件夹应以有意义的命名和分类方式进行组织，以便快速检索和访问。数据整理是科学研究和实验室工作中不可或缺的步骤，它有助于确保数据的准确性、可追溯性和可分析性。使用电子表格、实验日志、数据管理系统以及文件和文件夹等工具和方法可以有效地进行数据整理。正确的数据整理方法有助于确保实验结果的可靠性和可验证性，为进一步的数据分析和研究提供了坚实的基础。在科学研究中，数据整理是保障实验和研究质量的重要环节。

（二）数据统计和图形表示

在科学研究和实验分析中，数据统计和图形表示是不可或缺的工具，它们有助于解释和传达实验结果，提供了对数据的深入洞察和全面理解。统计方法用于计算和分析数据，而图形表示则用于可视化数据，数据统计在实验结果分析中起着至关重要的作用。统计方法允许研究人员对数据进行定量分析，从而得出关于数据之间关系和差异的重要信息。一些常用的统计方法包括计算均值、标准差、相关性、方差分析等。均值用于描述数据集的中心位置，标准差衡量数据的离散程度，相关性分析用于确定不同变量之间的关系，方差分析则用于比较多组数据之间的差异。通过这些统计方法，研究人员可以从大量的数据中提取出关键信息，识别模式和趋势，并验证研究假设。统计分析还可以帮助确定结果的可靠性和显著性，以便做出科学结论。图形表示是将数据可视化的重要手段。图形表示通过图表、图像和图形来展示数据，使得数据更容易理解和解释。不同类型的图表适用于不同类型的数据和目的。一些常见的图形表示方法包括条形图、折线图、散点图、饼图、箱线图等。条形图通常用于比较不同组之间的数据，折线图可以显示数据随时间的变化趋势，散点图用于展示两个变量之间的关系，饼图用于显示各个部分在整体中的比例，箱线图可以展示数据的分布和异常值。通过这些图形表示，研究人员可以将数据呈现给其他人，帮助他们更容易理解和解释数据，从而有效地传达研究结果。

数据统计和图形表示通常是相互补充的。统计分析提供了有关数据的数值信息，而图形表示通过视觉方式呈现数据，帮助研究人员更好地理解数据的特征和趋势。统计方法可以帮助研究人员选择合适的图形表示类型，并确保图形正确地反映了数据的本质。反过来，图形表示可以帮助研究人员检查数据是否存在异常或趋势，并引发进一步的统计分析。因此，这两种方法通常是实验结果分析的综合应用。数据统计和图形表示在科学研究和实验分析中都具有重要性。统计方法用于计算和分析数据，提供了定量信息，帮助研究人员理解数据之间的关系和差异。图形表示通过可视化数据，使得数据更容易理解和解释，有助于传达实验结果。这两种方法通常相辅相成，帮助研究人员深入分析数据，得出科学结论，并将研究结果有效地传达给其他人。因此，数据统计和图形表示在实验结果分析中不可或缺，为科学研究提供了强大的工具和方法。

（三）数据解释和结论

在数据分析过程中，解释结果和得出结论是至关重要的步骤。这些步骤有助于我们理解数据的意义，识别潜在趋势和异常值，并回答研究问题，讨论实验结果的重要性和可能的影响。解释数据的含义是数据分析的关键部分。这意味着我们需要理解数据中包含的信息，并将其转化为可理解的内容。这可能包括对数据的描述性统计，如均值、中位数、标准差等的解释，以便我们了解数据的分布和变异程度。我们还需要分析数据的趋势，例如时间序列数据中的趋势方向，或者不同组别之间的差异。

解释数据中的异常值也是重要的。异常值可能是数据中的不寻常或极端值，它们有时可能会影响结果的解释。我们需要探讨异常值的可能原因，以及它们对数据和结果的影响。这可以涉及数据质量问题，实验设计方面的考虑，或者可能的测量误差。我们需要考虑数据的统计显著性。这意味着我们需要确定任何观察到的差异是否是真正具有统计学意义的，还是仅仅是由于随机变异引起的。这通常涉及假设检验和确定 p 值，以确定差异是否显著。解释统计显著性可以帮助我们理解研究结果是否具有实际意义。

结论是数据分析的最终目标，它需要回答研究问题并总结实验结果的重要性。结论应该基于我们对数据的解释和对统计显著性的考虑。结论应该明确地表明我们是否接受或拒绝了研究假设，并讨论结果的实际意义。结论还可以涵盖可能的研究局限性和未来研究方向的建议。数据分析的解释和结论是将数据转化为可理解和有意义信息的关键步骤。这涉及理解数据的含义、识别趋势和异常值，考虑统计显著性，并回答研究问题。结论的明确表述和对实验结果的深入讨论有助于我们更好地理解数据的重要性和可能的影响，从而为决策和进一步研究提供有价值的见解。

二、案例讨论

（一）案例选择和描述

案例讨论是研究、教育和问题解决的重要工具，它通常涉及一个或多个实际的案例，这些案例可以是实验结果、病例报告、事件分析等。在选择和描述案例时，有几个关键因素需要考虑，以确保案例的有效性和代表性。选择案例时需要确保案例具有代表性。代表性意味着案例能够反映研究问题或实验目标的重要方面。案例应该具有一定的典型性，能够代表一类或一群类似情况的案例。这有助于从案例中提取一般性的观点、原则和教训，以便更好地应用于其他情况。案例的描述需要包括背景信息。这包括案例的上下文和相关历史背景。背景信息可以帮助读者或参与者更好地理解案例，并将其置于适当的背景下。例如，在医学病例中，背景信息可能包括患者的年龄、性别、病史、家族病史等。在实验案例中，背景信息可能包括实验的目的、方法、材料等。

案例的描述应该包括详细的症状信息。这包括案例中出现的任何症状、问题或关键特征。在医学病例中，这可能包括患者的主要症状、体征、实验室结果等。在实验案例中，这可能包括观察到的现象、测量数据、结果等。详细的症状描述有助于读者或参与者理解案例的复杂性和关键特征。案例的描述需要包括处理方法。这是指为了解决或处理案例中出现的问题而采取的行动或策略。在医学病例中，处理方法可能包括药物治疗、手术干预、康复计划等。在实验案例中，处理方法可能包括实验设计、操作步骤、数据分析方法等。处理方法的详细描述有助于其他人了解如何应对类似情况或问题。案例的描述应包括结果。结果是指在处理方法之后发生的情况或效果。在医学病例中，结果可能包括患者的康复情况、病情进展或预后等。在实验案例中，结果可能包括实验结果、数据分析的发现或结论等。结果的详细描述有助于评估处理方法的有效性和案例的最终结局。

案例讨论是研究、教育和问题解决的重要工具，它需要选择代表性的案例，并提供背景信息、症状描述、处理方法和结果等关键信息。这些元素共同构成了一个完整的案例描述，有助于其他人理解、学习和应用案例的相关教训和知识。通过仔细和全面地描述案例，可以更好地分享经验、促进知识传递，并为未来的研究和实践提供有价值的参考。

（二）案例分析和比较

案例讨论在学术研究、医学、法律等领域中广泛应用，它涉及对案例的深入分析和比较，以帮助研究人员更好地理解问题或现象，揭示因果关系和提供相关证据。分析和比较是案例讨论的核心要素，下面将探讨它们的重要性以及如何有效地进行案例分析和比较。案例分析是对个别案例的深入研究和解释。这包括对案例的详细描述、背景信息、事件序列、关键参与者以及影响因素的全面分析。案例分析通常涉及对问题或现象的原因和结果进行推断，通过回顾案例的历史和发展来提供合理的解释。在案例分析中，研究人员通常会使用相关文献和理论框架来支持他们的分析，以提供更深入的见解和解释。因此，案例分析有助于研究人员识别问题的根本原因，理解事件的发展过程，并从中吸取教训。案例分析可以用于探讨因果关系。因果关系是事件或行为之间的关联性，通过案例分析，研究人员可以尝试确定特定事件或行为如何导致了某种结果。这通常涉及对案例的时间顺序、相关性和可能的因果路径进行仔细分析。例如，在医学领域，医学研究可以通过案例分析来研究特定治疗方法或药物对患者健康状况的影响，以确定因果关系。因果分析有助于研究人员识别可控制的因素，并为制订干预措施提供指导。案例分析还可以涉及引用相关文献和理论。通过引用相关研究和理论框架，案例分析可以为分析提供理论依据和支持证据。这有助于加强案例分析的科学性和可信度。在法律领域，案例分析通常会引用先前的判例法和相关法律条文，以支持法律观点和决策。在学术研究中，案例分析可以引用已有的理论和研究成果，以支持对案例的解释和结论。

案例比较是一种有助于揭示共同点和差异的方法。通过比较不同案例，研究人员可以识别出相似性和异质性，从而更好地理解问题或现象。案例比较可以涉及单个案例的多个方面，也可以涉及多个不同案例之间的比较。这种方法有助于提供更全面的视角，允许研究人员在案例之间建立联系，找出模式和趋势。案例讨论是一种有助于深入分析和比较的方法，它有助于研究人员更好地理解问题或现象，揭示因果关系，提供相关证据，引用相关文献和理论，以及比较不同案例之间的共同点和差异。通过仔细的案例分析和比较，研究人员可以提供深刻的见解，为决策制订和问题解决提供有力支持。因此，案例讨论在各个领域中都具有广泛的应用和重要性。

（三）结论和教训

案例讨论在医学、研究和其他领域中起着重要的作用，其最终目标是从案例中得出结论和教训。这些结论和教训可以涉及问题的解决方案、实验的启示、病例的诊断和治疗建议等，它们对于提高实验或临床实践的质量具有重要意义。案例讨论的结论通常涉及解决问题的方法和建议。通过深入分析案例，研究人员和从业者可以确定问题的根本原因，并提出解决方案。这些解决方案可以涉及战略、政策、流程或技术方面的改进。结论需要明确指出如何有效地解决问题，以及实施这些解决方案可能产生的影响。案例讨论可以提供实验的启示。通过仔细分析实验过程和结果，研究人员可以得出有关实验设计、方法和数据分析的教训。这些教训可以帮助其他研究人员更好地计划和执行类似的实验，并提高实验的质量和可重复性。启示还可以推动进一步的研究和创新。

病例讨论可以提供关于疾病诊断和治疗的建议。医疗专业人员可以通过案例研究来识别疾病的症状、诊断方法和治疗选择。这些建议可以帮助其他医生更好地理解类似病例，并为他们提供有关如何有效诊断和治疗患者的指导。案例讨论的教训对于提高实验或临床实践的质量至关重要。通过分享案例的经验和教训，可以帮助其他研究人员和从业者避免类似的问题和错误。这有助于减少风险，提高实验或临床实践的可靠性和安全性。教训还可以推动最佳实践的传播和采纳，从而提高整个领域的质量水平。案例讨论的最终目标是从案例中得出结论和教训，以提高实验或临床实践的质量。这些结论和教训涵盖了问题的解决方案、实验的启示、病例的诊断和治疗建议，以及对其他研究人员和从业者的教育。通过分享经验和教训，我们可以不断地改进和提高实验和临床实践的质量，以推动领域的进步和发展。

第十章　外科护理的未来发展

第一节　外科护理技术的未来趋势

一、外科护理技术的未来趋势和创新

（一）智能医疗设备和机器人技术

智能医疗设备和机器人技术在外科护理中的应用已经取得了显著进展，它们在提高手术精度、减少风险和提高手术效率方面发挥着重要作用。外科机器人技术已经在外科手术中取得了巨大的突破。外科机器人系统通常由远程操作台、机械臂和多关节工具组成，医生可以通过远程操作台控制机器人进行手术。这种技术提供了更精确的手术控制，减少了人为手震动，使手术更加稳定和精确。外科机器人还可以提供 3D 视觉，让医生更清晰地看到患者的解剖结构，有助于更精确的操作。这种精确度可以在复杂的手术中特别有用，如心脏手术、神经外科和胃肠道手术。

智能监测设备在外科护理中起着关键作用。这些设备可以监测患者的生命体征，如心率、血压、呼吸频率等，并提供实时数据给医生和护士。智能监测设备还可以通过警报系统提醒医疗团队关注患者的变化和紧急情况。这种技术改善了患者的监测和护理，减少了患者并发症的风险，同时提供了更及时的医疗干预。自动化手术工具也在外科手术中发挥着越来越重要的作用。这些工具包括自动化刀片、缝合器和吻合器等。它们可以提高手术的效率和一致性，减少了手术时间和术后并发症的风险。自动化手术工具还可以通过减少人为误差来提高手术精度。例如，自动化缝合器可以在缝合过程中控制线的张力和速度，以确保缝合线的均匀性和稳定性。这种技术特别有用于微创手术和复

杂手术。

　　智能医疗设备和机器人技术在外科护理中的应用已经为患者和医疗专业人员带来了显著的好处。外科机器人提供了更精确的手术控制和视觉，减少了手术风险和并发症。智能监测设备提供了实时的生命体征监测，有助于提前发现问题并采取干预措施。自动化手术工具提高了手术的效率和精度，减少了人为误差。这些技术的不断发展和应用将继续改善外科手术的质量和安全性，为患者提供更好的医疗护理。外科护理中的智能医疗设备和机器人技术已经取得了令人振奋的进展，为患者和医疗专业人员提供了更好的手术体验和护理。

（二）远程医疗护理

　　远程医疗护理的发展代表了医疗保健领域的一项重要进步，它包括远程手术指导、远程监测和远程护理等多种应用。这些技术和方法利用了先进的通信和信息技术，使医疗服务更加便捷、全球化，并提供了新的可能性，远程手术指导是一项重要的远程医疗护理应用。它允许专家医生通过网络连接，远程指导医疗团队执行手术。这种技术对于偏远地区的医疗服务非常有价值，因为它可以将专业知识和技能引入到那些没有直接访问专家的地方。远程手术指导还可以提高手术的精准性和安全性，减少了手术风险。它有助于医生之间的跨国合作，促进了知识和经验的共享。

　　远程监测是另一项远程医疗护理的重要应用。通过传感器和监测设备，医疗专业人员可以实时监测患者的生命体征、疾病进展和治疗效果。这种技术对于慢性疾病管理和远程患者监测非常有用。患者可以在家中或任何地方接受医疗监测，减少了医院入院的需要，降低了医疗费用，同时提高了患者的生活质量。远程监测还可以及时发现问题，采取干预措施，防止疾病的恶化。远程护理也是远程医疗护理的重要组成部分。它允许护士和其他医疗专业人员与患者进行远程互动，提供护理建议、药物管理和康复计划等。远程护理不仅提供了便利性，还提高了患者的参与度和自我管理能力。它可以适用于各种医疗情境，包括康复、长期护理、儿童护理等。通过远程护理，医疗团队可以更好地支持患者，确保他们获得高质量的护理服务。

　　远程医疗护理的发展对全球卫生护理产生了深远的影响。它提供了全球卫生保健的机会，可以跨越地理和文化边界，为需要医疗服务的人群提供支持。

尤其是在突发公共卫生事件（如大流行病）期间，远程医疗护理可以帮助及时诊断和隔离患者，减缓疫情蔓延。它也有助于医疗资源的合理分配，确保医疗服务能够覆盖更广泛的地区。远程医疗护理的发展代表了医疗保健领域的一项革命性进步，它包括远程手术指导、远程监测和远程护理等多种应用，通过先进的通信和信息技术，提供了更便捷、全球化的医疗服务，有助于提高医疗质量，降低医疗成本，促进跨国医疗合作，为全球卫生护理带来了新的机遇。这一发展对于改善医疗保健的可及性和质量具有深远的影响，有助于满足不同地区和患者的医疗需求。

（三）数据分析和人工智能

数据分析和人工智能在外科护理中的应用正日益成为医疗领域的一项重要趋势。这些技术的应用可以改善患者预测、手术规划和疾病管理，强调了数据驱动的决策和个性化护理的潜力。数据分析和人工智能在外科护理中的应用对于患者预测具有巨大的潜力。通过收集和分析患者的医疗历史、临床数据和生理参数，人工智能系统可以生成患者风险评估模型。这些模型可以帮助医生预测患者可能面临的手术风险和并发症的概率。通过识别高风险患者，医生可以采取更积极的措施，如定制化的术前准备和监测，以提高手术的成功率和患者的安全性。数据分析和人工智能在手术规划方面发挥着重要作用。外科手术涉及复杂的解剖结构和风险，因此需要精确的规划和准备。人工智能系统可以利用影像学数据，如CT扫描和MRI图像，帮助外科团队可视化患者的解剖结构，识别潜在的手术难点和风险区域。这有助于医生制订更有效的手术计划，减少手术时间和并发症的发生率。通过模拟手术过程，医生可以提前解决可能的问题，以提高手术的成功率。

数据分析和人工智能还在疾病管理方面发挥着重要作用。通过监测患者的健康数据，如血压、心率、血糖水平等，人工智能系统可以实时跟踪患者的病情变化。这使医生能够更早地识别并采取干预措施，以控制疾病的进展。个性化治疗方案也可以通过分析患者的基因信息和临床数据来制订，以确保治疗方案最适合患者的个体需求。数据分析和人工智能在外科护理中的应用为患者预测、手术规划和疾病管理提供了新的机会。这些技术强调了数据驱动的决策和个性化护理的潜力，有助于提高手术的安全性和效果，减少患者的风险和疾病的进展。随着外科护理技术的不断发展和应用，外科护理将迎来更多创新，为患者提供更好的医疗护理。

二、未来趋势对外科护理的影响和应用

（一）提高患者安全和护理质量

未来趋势将在提高患者安全性方面发挥关键作用，涵盖了多个领域，包括手术精度的提高、感染控制和患者监测等。这些趋势将有助于改善医疗护理的质量和效果，但也需要护理团队适应和掌握新兴技术，以确保其成功应用。未来趋势将继续致力于提高手术精度。随着外科机器人技术和自动化手术工具的不断发展，手术将更加精确和可控。外科机器人可以提供更稳定的手术环境，减少手术中的手震动和误差。自动化手术工具可以精确控制手术步骤，从而减少了人为误差的可能性。这将有助于降低手术风险，提高手术的成功率，为患者提供更安全的手术护理。感染控制将继续是提高患者安全性的重要方面。未来趋势将包括更高级的感染控制措施，如智能感应设备、自动化清洁设备和无菌技术的改进。这些技术可以帮助减少感染的风险，特别是在手术室和重症监护单位。电子病历和数字化医疗记录将有助于更好地追踪感染的传播和控制。护理团队需要积极采用这些新兴技术，并遵循最佳的感染控制实践，以确保患者的安全。

未来趋势还包括更先进的患者监测技术。智能监测设备将变得更加精确和便捷，可以连续监测患者的生命体征、药物代谢和病情变化。这些设备可以提供实时的数据和警报，使医疗团队能够更快速地采取干预措施。远程监测技术将允许医生和护士远程监控患者的状况，提供远程医疗服务。这将有助于及时识别问题并提供紧急护理，减少不必要的医院入院和住院时间。护理团队需要掌握这些新兴监测技术，以提供更全面和个性化的护理。未来趋势将在提高患者安全性方面发挥关键作用，包括提高手术精度、感染控制和患者监测等领域。护理团队需要适应和掌握新兴技术，以确保其成功应用。这需要不断地学习和培训，以跟上快速发展的医疗科技。通过积极采用这些新技术，护理团队可以为患者提供更安全、更高质量的医疗护理，提高患者的满意度和治疗效果。

在未来，患者安全将继续是医疗护理的重要焦点，新兴技术将在实现这一目标上发挥关键作用。

（二）增强教育和培训

新技术和模拟手术操作在医学生和护理专业人员培训中起着至关重要的作用。它们提供了一种安全、有效且实践性的培训方式，帮助学生和专业人员提高外科护理技能，并增强了他们的临床能力。模拟手术操作是一种重要的培训方法，它模拟真实的手术场景，使学生和专业人员能够在安全的环境中进行练习。模拟手术可以涉及使用仿真人体模型或模拟手术器械，使学生能够练习基本的外科操作技巧，如缝合、止血、手术仪器使用等。这种方法有助于建立学生的自信心，减少在真实手术中的紧张感，提高操作的熟练度。模拟手术还可以通过场景模拟来培养学生的协作和沟通技能，因为外科手术通常需要多个医疗专业人员的协作。

虚拟现实技术为外科护理培训提供了新的可能性。虚拟现实可以创建逼真的三维模拟环境，使学生能够进行互动性的练习。在虚拟现实中，学生可以模拟手术操作，如实施手术切口、处理组织和器官、处理并发症等。这种技术还可以提供实时反馈和评估，帮助学生改进其技能。虚拟现实还可以用于创建特定病例的情景，使学生可以模拟处理各种外科情况的经验，从而更好地准备实际临床工作。虚拟现实技术的引入扩大了外科护理培训的范围，提供了高度交互性的学习体验。在线教育也是提高外科护理技能的有效途径。通过在线课程和培训模块，学生和专业人员可以在灵活的时间表内学习和练习外科护理技能。在线教育可以包括教育视频、模拟案例、互动模块和在线测验等。这种方式为学习者提供了自主学习的机会，可以根据自己的进度和需求来安排学习。在线教育还可以通过远程教育和远程培训，使学生和专业人员能够获得来自不同地区和医疗机构的专业知识和经验。

新技术和模拟手术操作在医学生和护理专业人员培训中发挥着关键作用。模拟手术操作提供了实际操作的机会，帮助建立操作技能和协作能力。虚拟现实技术提供了高度互动的学习体验，使学生可以在虚拟环境中进行实践性练习。在线教育则为学习者提供了灵活的学习方式，允许他们根据自己的需求学习。这些方法共同为外科护理培训提供了多样性和有效性，有助于学生和专业人员提高其外科护理技能，为临床工作做好准备。

（三）医疗系统的改进

　　未来医疗系统的发展趋势将在多个方面改进医疗服务，包括电子健康记录、患者信息交流和卫生保健可访问性。这些趋势将强调医疗机构需要采用新技术以提供更好的患者护理。电子健康记录（EHR）将在未来医疗系统中扮演更加重要的角色。EHR系统允许医疗机构以电子方式存储和管理患者的健康信息，包括病历、诊断、治疗计划和药物记录。未来的EHR系统将变得更加智能化，能够自动化数据输入和更新，提高数据的准确性和完整性。EHR系统将与其他医疗技术整合，以提供更全面的患者信息，帮助医生做出更好的诊断和治疗决策。通过EHR系统，患者的医疗记录将更容易访问，提高了医疗卫生服务的质量和效率。

　　未来医疗系统将加强患者信息交流。这包括医疗机构内部和不同机构之间的信息共享。医生和护士将能够更轻松地访问患者的医疗信息，共享关键数据和病例信息，以促进更好的团队协作和患者护理。患者也将更多地参与医疗决策，他们将能够访问自己的健康信息，与医生进行实时沟通，更好地了解自己的健康状况，并参与制订个性化的治疗计划。信息交流的改进将提高医疗决策的准确性和患者满意度。卫生保健可访问性将成为未来医疗系统的重要关注点。新技术和远程医疗服务将改善患者对医疗护理的访问，特别是对于那些居住在偏远地区或无法轻松前往医疗机构的患者。远程医疗服务，如远程诊断和在线医疗咨询，将允许患者在家中获得高质量的医疗护理，减少了就医的时间和成本。移动应用程序和智能设备将成为监测健康状况和管理慢性疾病的工具，提高了患者的自我管理能力。卫生保健可访问性的改进将增加医疗系统的容量，提供更广泛的医疗服务，并提高患者的医疗体验。未来医疗系统将借助电子健康记录、患者信息交流和卫生保健可访问性的改进来提供更好的患者护理。这些趋势将通过提高数据的准确性和完整性、促进团队协作和患者参与，以及提高医疗服务的可获得性来改善医疗体验和治疗效果。医疗机构需要积极采用新技术，并不断适应未来的医疗趋势，以确保提供高质量的医疗护理，满足患者的需求。

第二节　先进技术在外科护理中的应用

一、影像和诊断技术在外科护理中的应用

(一) 医学影像

先进的医学影像技术，如计算机断层扫描 (CT)、磁共振成像 (MRI)、超声波和放射学影像，在外科护理中扮演着至关重要的角色。它们的出现彻底改变了外科护理的方式，为医生和护士提供了无与伦比的诊断和治疗支持。这些影像技术在外科手术前起到了不可或缺的作用。通过 CT 和 MRI 扫描，医生可以详细地查看患者的解剖结构，包括器官、组织和血管，从而更好地理解疾病的性质和程度。这有助于制订精确的手术计划，确保手术的成功和安全性。护士在这个阶段扮演了关键的角色，协助患者准备检查，提供支持和安慰，以确保他们能够接受这些检查。

在手术过程中，这些医学影像技术也发挥了关键作用。医生可以利用实时的影像来导航手术器械，确保对患者的干预精确而安全。护士需要协助医生，确保影像设备的运作正常，同时监测患者的生命体征，以及时应对任何不良事件。先进的医学影像技术已经成为外科护理不可或缺的一部分。它们为医生和护士提供了关键的信息和工具，帮助他们更好地理解患者的疾病，制订治疗计划，并监测治疗的进展。护士在整个过程中扮演着重要角色，确保患者接受高质量和安全的医疗护理。

(二) 外科导航系统

外科导航系统是一项革命性的医疗技术，它融合了计算机技术和三维影像重建，为外科手术提供了前所未有的精确性和安全性。这一系统在脑外科、骨科、胸外科等多个外科领域都得到了广泛的应用。在手术过程中，外科导航系统的核心作用是帮助外科医生更准确地定位和操作目标区域。通过三维影像重

建，医生可以获得高分辨率的患者解剖结构信息，包括器官、血管、神经等。这些信息使医生能够在手术中实时跟踪目标区域的位置，避免误操作或损伤周围的重要结构。

要确保导航系统的顺利运行，护士起着至关重要的作用。他们需要协助医生设置和使用导航系统，这包括确保系统的硬件和软件正常运行，及时校准影像，以及与医生协调沟通。护士还需要监测患者的生命体征，确保手术过程中患者的安全。他们要密切关注医生的指示，迅速响应任何紧急情况。外科导航系统的应用领域广泛。在脑外科手术中，它可以帮助医生精确定位脑瘤或血管畸形，最小化损伤周围正常脑组织。在骨科手术中，系统可以用来指导骨折复位或关节置换手术，提高手术的成功率。在胸外科手术中，导航系统可以帮助医生定位肿瘤或病变，并精确切除，减少术后并发症的风险。

外科导航系统是现代医疗领域的一项重要技术，它通过计算机技术和三维影像重建，为外科手术提供了更高的精确性和安全性。护士在手术中的协助和监督是确保导航系统顺利运行的关键，同时也有助于提高手术的成功率和患者的康复。这一技术的不断发展和应用将进一步推动外科医疗领域的进步。

二、机器人和自动化技术在外科护理中的应用

（一）自动化药物输送系统

在外科护理领域，药物管理的准确性是确保患者安全和治疗效果的关键因素之一。自动化药物输送系统的引入已经在改善这一方面取得了显著的成就。这些系统通过利用现代技术，实现了精确控制药物剂量的目标，从而最大限度地减少了患者面临的药物错误和不良反应的风险。自动化药物输送系统消除了人为因素对药物管理的干扰。传统的药物管理可能容易受到护士或医生的疲劳、分心或误解的影响，从而导致剂量错误或不良反应的发生。然而，自动化系统可以精确地按照临床医嘱和药物计划来分配药物，杜绝了这些人为因素的干扰，从而提高了患者的安全性。

自动化药物输送系统提高了药物的配药效率。传统的配药过程可能需要护士花费大量的时间来准备和检查药物，这可能会导致治疗的延误。然而，自动

化系统能够快速而准确地配制所需的药物剂量，确保了治疗的及时性。这对于外科手术等需要紧急干预的情况尤为重要。自动化药物输送系统还可以记录和追踪药物的使用情况。这有助于医院管理人员更好地监督药物的使用情况，确保合规性，并提供有关患者治疗过程的详细信息。这对于评估治疗效果和制订改进措施非常有帮助。

自动化药物输送系统在外科护理中发挥了关键作用，提高了药物管理的准确性、安全性和效率。这些系统有助于减少药物错误和不良反应的风险，确保患者能够及时获得所需的治疗，从而为外科患者的康复提供了有力支持。

（二）生命支持和监测技术

先进的生命支持和监测技术，如多参数监护仪和人工智能辅助监测系统，在现代医疗中发挥着关键的作用。这些技术的应用不仅提高了患者的护理质量，还在高风险手术和危重病患者的护理中扮演着不可或缺的角色。多参数监护仪是一种能够实时监测患者生命体征的设备。它可以测量患者的心率、呼吸率、血压、体温等多个关键指标，将这些数据传输给医护人员。这种实时数据反馈的能力是非常重要的，因为它允许护士随时监测患者的生理状态，及时发现任何异常。例如，在高风险手术中，监护仪可以帮助护士快速察觉到患者的心率突然升高或呼吸急促，从而及时采取措施，防止潜在的并发症。

人工智能辅助监测系统为护理团队提供了强大的工具，帮助他们更好地管理患者的状况。这些系统可以分析大量的生命体征数据，识别模式和趋势，从中提取出有价值的信息。例如，它们可以检测到患者的生命体征是否在正常范围内，以及是否存在潜在的风险因素。这些系统还可以自动发出警报，提醒护士关注特定患者或状况，确保患者得到及时的护理。先进的生命支持和监测技术在现代医疗中具有不可替代的地位。它们不仅提供实时反馈，帮助护士迅速识别并处理患者的状况变化，还在高风险手术和危重病患者的护理中发挥着关键作用，为患者的健康和生命安全提供了保障。

第三节 外科护理教育与培训的发展

一、外科护理教育与培训的历史和演变

（一）早期外科护理教育

早期外科护理教育的历史可以追溯到 19 世纪。在那个时期，护理是一项基本的职业，但在外科护理方面的专业知识和培训相对有限。护理学校的起源可以追溯到这一时期，它们标志着外科护理教育的一个重要里程碑。这些早期的护理学校致力于为护士提供临床技能培训，特别是在外科护理方面。学生护士接受了有关卫生和感染控制的基本知识，以及外科手术的基础原理。他们学习如何处理手术器械，维护手术室的洁净度，并为外科手术做好准备。

这些学校的发展逐渐改进了外科护理的质量和标准。学生护士通过实际实践和临床经验，积累了丰富的外科护理技能。这包括处理创伤、外科手术后的伤口护理、止血技巧以及患者康复的关键知识。早期的外科护理教育强调了专业知识和技能的重要性，为护士在外科环境中提供了坚实的基础。这些学校的发展为现代外科护理提供了宝贵的经验和传统，形成了今天护士培训的基础。这些里程碑事件和技能培训对外科护理的发展产生了深远的影响，为患者提供了更高水平的护理和治疗。

（二）护理专业化

外科护理的专业化发展在医疗领域中具有重要意义。这一趋势包括护士培训课程的不断完善，专业认证的广泛推广，以及专科护理领域的不断涌现，这些都对外科护理质量的提高起到了关键作用。护士培训课程的改进是专业化的基础。现代外科护理课程不仅注重理论知识的传授，还强调实践技能的培养。护士接受系统化的培训，学习外科手术的各个方面，包括术前准备、手

术操作和术后护理。这种全面的培训使护士能够更好地理解外科手术的复杂性，提高其在手术室中的表现。专业认证是外科护理专业化的又一重要方面。护士可以通过参加专业认证考试来证明其在外科护理领域的专业知识和技能。这些认证不仅增加了护士的职业认可度，还为患者提供了更多信心，确保他们得到高水平的护理服务。同时，认证也鼓励护士不断追求专业发展和知识更新。

专科护理领域的涌现也为外科护理的专业化做出了贡献。外科护士可以选择进一步深化自己的领域知识，如心脏外科护理、神经外科护理等。这些专科护理领域的发展使护士能够更专注于特定类型的手术，提高了他们的专业水平和手术团队的协同效率。外科护理的专业化发展通过护士培训课程的完善、专业认证的推广以及专科护理领域的涌现，显著地提高了外科护理的质量。这一趋势有助于确保患者在外科手术中获得最佳的护理和治疗，同时也提高了护士的职业发展机会和社会地位。

二、现代外科护理教育与培训的方法和趋势

（一）医疗模块化课程

现代外科护理教育采用了医疗模块化课程，这种方法旨在提供更有效、灵活和个性化的培训，以满足不断演变的医疗环境和患者需求。其中的手术技能培训模块是关键组成部分之一，它着重于培养护士在外科手术中的技能和知识。这包括手术器械的熟练使用、无菌技术的实施以及手术室流程的熟悉。通过模块化课程，护士能够有针对性地学习和练习这些技能，提高其在手术室工作中的自信和表现。感染控制模块是另一个重要的课程组成部分。外科患者常常容易感染，因此护士必须具备预防和管理感染的知识和技能。这个模块涵盖了洗手、穿戴个人防护设备、感染控制政策和程序等方面的内容。通过模块化课程，护士能够深入了解如何减少感染的风险，确保患者的安全和康复。

患者评估模块也是现代外科护理教育的重要组成部分。护士需要能够迅速而准确地评估患者的病情，以便及时采取必要的措施。这个模块包括了病史采

集、生命体征监测、症状识别和病情评估技巧的培训。通过模块化课程，护士可以提高其在快节奏和高压力的外科环境中对患者进行有效评估的能力。现代外科护理教育采用医疗模块化课程，以确保护士在手术技能培训、感染控制和患者评估等方面获得全面的教育。这种方法使护士能够根据自己的需求和兴趣选择课程，并按照自己的步调学习。这有助于培养更为胜任和适应多样化外科护理任务的护士队伍，提高患者护理的质量和安全性。

（二）跨学科培训

外科护理教育的发展已经呈现出跨学科合作的趋势，将外科医生、麻醉师和护理专业人员联合培训的方式置于高度重视之下。这一趋势强调了跨学科培训在提高协作和团队工作方面的重要性。跨学科合作在外科护理教育中的重要性不可忽视。外科手术是一项复杂的医疗过程，需要多个专业领域的专业知识和技能相互协调。外科医生、麻醉师和护理专业人员在手术中各自承担重要的角色，因此，他们之间的紧密合作和有效沟通至关重要。通过跨学科培训，这些不同专业的人员可以更好地理解彼此的工作职责和期望，建立起更强大的协作团队。

跨学科培训还有助于提高团队的效率和安全性。外科手术的成功不仅依赖于外科医生的技能，还依赖于麻醉师的药物管理和护理专业人员的患者照顾。通过共同的培训，这些专业人员可以更好地协调行动，减少误解和错误，从而提高手术的顺利进行和患者的安全。跨学科培训还有助于促进专业领域之间的知识交流和创新。外科医生、麻醉师和护理专业人员可以共同探讨新的治疗方法和最佳实践，从而推动医疗领域的进步。这种知识共享有助于提高患者的治疗结果，使外科护理团队能够更好地应对不断变化的医疗挑战。跨学科合作和联合培训在外科护理教育中的重要性不可否认。它有助于建立更强大的协作团队，提高手术的效率和安全性，并促进知识交流和创新。这些因素都有助于提高外科护理的质量，从而为患者提供更好的医疗护理。

第四节　外科护理领域的研究与创新

一、外科护理的研究

（一）临床实践研究

　　临床实践研究在外科护理领域扮演着至关重要的角色，其目的是评估和改进不同护理方法和策略的有效性。这种研究涵盖了广泛的主题，包括手术后护理、术中护理以及高风险患者的护理，为外科护理提供了科学依据和实际指导。在手术后护理方面，临床实践研究可以帮助护士确定最佳的护理方法，以提高患者的康复速度和减少并发症的风险。通过研究术后护理的不同策略，护士可以识别哪些方法最有效，例如伤口护理、疼痛管理和患者教育。这有助于制订具体的护理方案，根据实证结果改进患者的康复过程。术中护理研究关注在手术过程中如何最大限度地确保患者的安全和舒适。这包括对手术室环境、手术器械和团队合作等方面的评估。临床实践研究可以帮助护士发现最佳的术中护理实践，以减少手术并发症和提高患者的手术体验。高风险患者的护理也是外科护理领域的一个关键问题。临床实践研究可以帮助护士了解如何有效地管理这些患者，以降低其并发症和院内感染的风险。通过研究高风险患者的护理策略，护士可以根据最新的研究成果优化患者的护理计划。临床实践研究对外科护理领域至关重要。它提供了科学依据，帮助护士了解最佳实践，改进护理流程，并提高患者的护理质量和安全性。通过不断地进行研究，外科护理可以不断地演进，以满足不断变化的医疗需求和患者期望。

（二）疾病管理和预防

　　外科护理研究在疾病管理和预防方面发挥着关键作用。这一领域的研究涵盖了多个方面，如术后感染的预防策略、深静脉血栓形成的风险评估和管理，以及外科手术高风险患者的护理策略，这些都有助于提供更有效的护理和教育，减少并发症的风险。

术后感染是外科手术后常见的并发症之一。外科护理研究通过深入研究感染的发生机制和影响因素，制订了一系列预防策略。护士在手术前、术中和术后起到重要作用，通过维持术后创面的清洁、正确使用抗生素和监测患者的生命体征，有效减少了术后感染的风险。深静脉血栓形成是外科患者常见的并发症之一，它可能导致严重的健康问题。外科护理研究对高风险患者进行了风险评估，并提出了相应的预防和管理策略。护士在监测患者的体征、协助患者进行活动和推广使用抗凝药物等方面发挥了重要作用，减少了深静脉血栓形成的发生率。

外科护理研究还关注了外科手术高风险患者的护理策略。这些患者可能有多种潜在的健康问题，需要特别的关注和护理。护士通过密切监测患者的病情、提供个性化的护理计划和教育患者及其家人，帮助降低了高风险患者在手术中出现并发症的风险。外科护理研究在疾病管理和预防方面取得了显著的成就。通过深入研究并发症的发生机制和影响因素，护士能够制订更有效的护理策略，提供更好的护理和教育，从而减少患者在外科手术中的并发症风险，提高了医疗质量。

二、外科护理的创新

（一）护理流程创新

护理流程创新是为了在提高护理效率和质量方面取得更显著的进展。其中之一的关键方面是发展更有效的患者评估和监测方法。通过采用最新的临床技术和医疗设备，护士可以更精确地评估患者的病情，从而更快地制订合适的治疗方案。这不仅有助于提供更及时的医疗干预，还减少了潜在的错误和延误。通过个性化的护理计划，护士能够更好地满足每位患者的特殊需求。这种定制化的护理有助于提高患者的满意度，因为他们感受到了更全面的关怀和关注。同时，优化护理计划也可以减少床位占用时间，降低了医疗成本。

护理团队协作的改进也是创新的重要方面。通过强化护士、医生、药师和其他医疗专业人员之间的协作，可以更好地协调护理流程，确保患者获得一致的护理。这不仅提高了医疗决策的质量，还减少了信息丢失和误解的风险，从而降低了患者面临的风险。护理流程创新在提高护理效率和质量方面发挥了重要作用。这些创新包括更精确的患者评估和监测方法、个性化的护理计划以及护理团队协作的改进。这不仅有助于减少错误和不必要的成本，还提高了患者满意度，确保了更好的护理质量和安全性。

（二）教育和培训创新

教育和培训创新在培养更高水平的外科护士方面发挥着关键作用。模拟训练是一种重要的方法，通过模拟真实手术情景，护士可以在低风险环境中练习和提高他们的技能。这种训练可以增加护士的自信心和应对复杂情况的能力，为他们在实际手术中提供了宝贵的经验。虚拟现实技术也在外科护理培训中崭露头角。通过虚拟现实模拟，护士可以沉浸在不同的手术场景中，感受手术过程并进行互动。这种技术不仅提供了高度逼真的体验，还可以随时进行反复练习，帮助护士不断提升他们的技能水平。

在线教育是另一项重要的创新，允许护士在自己的时间和地点学习。通过在线课程和培训模块，护士可以获得最新的医学知识和外科护理技能，不受地理位置或时间限制。这种灵活性使得护士能够持续学习和适应不断变化的外科护理环境。跨专业培训也有助于培养更全面的外科护士。与外科医生和麻醉师一起接受培训，护士可以更好地理解团队协作的重要性，并学习如何在高压情况下有效沟通和协调行动。这种跨学科培训有助于建立更强大的外科护理团队，提高患者的治疗结果。教育和培训创新为培养更高水平的外科护士提供了丰富的机会。模拟训练、虚拟现实技术、在线教育和跨专业培训等方式都可以帮助护士不断提升他们的技能和知识，以适应不断变化的外科护理环境，提供更好的医疗护理服务。

参考文献

[1] 邹祝平，陈能，胡希若，等 . 关节镜引导下复位内固定与 3D 打印技术联合加速康复外科护理对胫骨平台骨折患者疼痛程度及膝关节功能的影响 [J]. 现代医学与健康研究电子杂志，2023，7（20）：106-109.

[2] 张芳，洪文明 .3D 打印技术在神经外科护理实习教学中的应用 [J]. 中华全科医学，2023，21（09）：1590-1592.

[3] 张咏梅，王萍，卞薇薇，等 . 基于 5G 物联网技术构建患者安全智能预警系统在整复外科护理工作中的应用 [J]. 组织工程与重建外科，2023，19（04）：402-407.

[4] 张阳，何金凯，赵萍 . 外科护理专业技术实训课多模式教学实践分析 [J]. 产业与科技论坛，2023，22（06）：153-154.

[5] 李婧，米鑫，刘少华 . 外科护理课程思政探索与实践——以忻州职业技术学院为例 [J]. 佳木斯职业学院学报，2022，38（12）：101-103.

[6] 余潇 . 中医外科技术标准化体系建设探讨 [J]. 中医药管理杂志，2022，30（13）：213-214.

[7] 吴芳芳，王后英，洪华勇 . 中医护理适宜技术联合健康信念理论在神经外科护理实践中的应用 [J]. 中医药管理杂志，2022，30（06）：76-77.

[8] 王珑娇 . 基于增强现实技术案例教学应用于高职护生《外科护理学》课程效果的研究 [D]. 郑州：郑州大学，2021.

[9] 程尚美，骆艳玲，霍蕊 . 快速康复外科护理技术在行 ERCP 的老年患者中的应用效果 [J]. 中华全科医学，2022，20（03）：531-534.

[10] 陈艳，刘仲彪 . 高职院校"外科护理学"课程教学模式改革探究——以兰州职业技术学院为例 [J]. 兰州职业技术学院学报，2021，37（03）：109-111.

[11] 张文稳，史云霞 .AR 技术联合沉浸体验式授课在血管外科护理实践教学中的应用效果 [J]. 护理实践与研究，2021，18（04）：612-614.

[12] 吴文秀，张延英.应用信息技术的外科护理课程教学评价研究 [J].卫生职业教育，2021，39（04）：52-53.

[13] 苏丽萍，张圆圆，代继红.3D 打印技术在胸外科护理实践教学中的应用探讨 [J].青岛医药卫生，2021，53（01）：77-79.

[14] 胡春光，张茜，夏明红.疫情期外科护理中高职衔接班级线上教学的实践与思考——以黄冈职业技术学院为例 [J].黄冈职业技术学院学报，2020，22（05）：46-49.

[15] 蒋争艳.虚拟仿真技术在外科护理课程中的应用 [J].信息记录材料，2020，21（06）：112-114.

[16] 刘敏.《外科护理技术》立体化教材建设研究 [J].现代职业教育，2020，（19）：98-99.

[17] 刘树淼，刘敏.模拟教学在《外科护理常用技术》中的应用性研究 [J].人人健康，2020，（04）：149-150.

[18] 金鹏燕，沈丹.泌尿外科护理管理中应用中医护理技术的价值 [J].中医药管理杂志，2019，27（16）：87-88.

[19] 王雪松.解析信息化教学技术在外科护理学科教学过程中的实践 [J].通讯世界，2019，26（07）：330-331.

[20] 梁淑娴，方翠容，阮小平.封闭式负压引流技术在骨外科护理中的应用分析 [J].实用临床护理学电子杂志，2019，4（25）：83.